KB080112

환자의 눈으로 쓴 약이야기

짧은 진료시간 약에 대해 궁금하셨죠

환자의 눈으로 쓴 약 이야기

정 종 호 한국경제신문 기자 지음

종문화사

차 례

1 위 · 십이지장 및 대장 항문 질환

2 간·담 질환

3 혈액 및 대사이상 질환

들어가는 글

현대의학에서 '약'은 치료의 절반을 차지하고 있다고 해도 과언이 아니다. 고혈압, 당뇨병 같은 내과 질환은 물론 우울증, 하지불안증후군 같은 정신과 질환까지도 약으로 치료하고 있으니 '약 없이 살기 힘든 세상'이 돼가고 있다. 그러다 보니 의사나 약사가 '약 권하는 사회'를 조장하는 것은 아닌지 우려되는 측면이 있는 것도 사실이다.

그러나 정작 더 개탄스러운 것은 환자가 의사로부터 처방전을 받아들 때 궁금한 게 한두 가지가 아니건만 환자는 '1시간 대기, 3분 진료'의 의료현실에서 약에 대한 충분한 설명을 듣지 못하고 있다. 환자는 내가 먹는 약이 어떤 효능과 부작용을 갖는지, 어떤 메카니즘(약리기전 藥理機轉)으로 내 질병을 치료하는지 매우 궁금할 것이다. 또 약의 치료 성적은 어떤지, 불필요하게 처방된 약은 없는지, 우량 회사의 신뢰할만한 품질의 약인지, 이 약이 낫지 않는다면 다음 단계에서는 어떤 약이 처방될지도 알고 싶을 것이다.

물론 환자는 의약품 설명서나 제약회사 홈페이지, 각종 인터넷 의약정보를 통해 약에 대한 설명을 참고할 수 있다. 하지만 의약품 설명서나 제약회사의 설명은 너무 전문용어가 많고 표현이 딱딱해서 읽기 어렵다. 예컨대 좌창(여드름), 염좌(삠), 경구투여(복용), 교상(물린 상처), 담마진(두드러기), 수명(눈부심), 안검(눈꺼풀), 헤르니아(탈장) 등의 용어는 의료소비자들을 화나게 만든다.

저자는 건강과 제약을 8년 넘게 진담해온 기자로서 환자와 그 가족들의 궁금증을 미력하나마 해결해주기 위해 이 책을 썼다. 이 책은 질병별로 쓰이는 모든 치료제와 예방약들을 망라해 각각의 쓰임새, 한계, 부작용, 비교 우위 등을 설명하고 치료단계별로 A약이 낫지 않을 때 대안으로 B약을 쓰는 이유도 언급했다. 경우에 따라서는 의약품 소비자가 약의 안팎을 심층적으로 이해할 수 있도록 제약시장에서 해당 제품이 차지하는 비중과 생산방법에 대해서도 설명을 달았다.

질병의 진단과 예방에 관한 간단한 기준과 요령도 소개했다. 하지만 어디까지나 약물치료를 중심으로 기획된 책이기에 그밖의 질병에 대한 상세한 개황은 생략했다.

저자의 노력에도 불구하고 이 책은 지면상의 제한과 의학 · 약학 용어의 원천적인 난해함 때문에 일반 독자들이 보기에 어려울 수 있겠다. 하지만 난이함을 인내하고 책을 읽다보면 분명 고개가 저절로 끄덕거려지는 측면이 있을 것으로 믿는다.

"아하, 약이란 게 그런 거구나" "그래서 내 병이 낫는 거구나" "약을 아니까 내 건강상태가 어떤지 보이는구나" 하는 말이 독자들로부터 나오길 기대하는데 과연 반응이 어떨지….

이 책은 치료에 쓰이는 약물의 성분명(화학명)뿐만 아니라 상품명과 생산제약사도 표기했다. 대개는 같은 치료제라도 먼저 언급된 게 오리지널이고 유명하고 치료효과가 좋은 것이라고 봐도 무방하다. 상품명은 오리지널(최초개발) 제품을 위주로 선택하되 오리지널이 의미가 없을 경우에는 시장에서 가장 많이 팔리는 제품을 언급했다. 만약 독자가 처방받은 약의 상품명이 이 책에 나와 있지 않다면 약물정보사이트인 킴스온라인(http://www.kimsonline.co.kr)이나 인터넷의약정보사이트인 데일리팜(http://www.dreamdrug.com)에 들어가 성분명을 확인함으로써 효능과 장단점을 파악할 수 있을 것이다.

이 책은 환자를 위한 약물 가이드로서 의사가 얘기해주지 않는 약에 관한 내용을 실용적으로 설명하는데 중점을 뒀다. 환자가 약에 대해 제대로 알 때 약물치료가 성공적으로 이뤄지고 약화(藥禍)사고를 피할 수 있다. 약을 알면 약이 되지만 모르면 독이 되는 것이다.

똑똑한 환자가 돼야 질병을 이겨낼 수 있다. 의료법상 처방전은 환자와 약사가 각각 1장씩 보관하도록 하기 위해 의사가 2장을 발급하게 돼 있다. 그러나 상당수 의사들은 처방내역의 공개를 꺼려서인지 약사보관용으로만 1장을 발급해주고 있다. 환자는 자신의 권익 보호를 위해 1장 더 처방전을 달라고 요구해야 할 것이다. 그런 다음 이 책의 내용과 대조해보는 기회를 가져도 좋다.

이 책을 쓰는데 많은 자료를 주신 제약회사, 병원, 대학교 관계자 여러분과 늘 옆에서 책쓰기를 격려해준 부모님과 임용호 종문화사 사장에게 깊은 감사를 드린다.

2006년 4월 30일 서빙고에서

정 종 호

이 책을 읽기 전에

약은 정부가 공표하는 약전(藥典)에 수재된 것과 보건당국의 승인을 얻어 판매되는 신약을 일컫는다. 재래시장에서 팔리는 한약재는 보건당국의 승인을 받지 못했기 때문에 엄밀히 말해 농산물로 분류된다.

이 책에서 나오는 거의 모든 약은 일반인이 흔히 말하는 양약(洋藥)으로서 화학식이 확립돼 있고 많은 연구를 통해 약의 작용 메카니즘, 즉 약리기전(藥理機轉)이 밝혀져 있거나 임상시험을 통해 환자를 치료했더니 통계적으로 치료효과가 입증된 것이다.

약은 화학명(성분명), 관용명, 상품명을 갖는다. 예컨대 비타민C는 관용명이며 ascorbic acid는 화학명이며 '레모나'(경남제약)는 상품명이다. 따라서 화학명 하나에 수많은 상품명이 존재하며 화학명만 알면 어느 회사 제품이든, 외국에서든 그 약의 '족보'를 알 수 있다.

약은 약국에서 의사 처방없이 자유롭게 팔리는 일반의약품(OTC:over the couter drug 약국 카운터를 넘어 환자에게 약을 건넨다는 데서 유래)과 의사 처방을 받아야 구매할 수 있는 전문의약품(ETC:ethical drug)으로 나뉜다.

약은 정제, 캅셀제, 산제(가루약), 주사제, 연고제, 좌제, 점안제 등 수많은 종류가 있는데 이를 제형(劑形: dosage form)이라고 한다. 이 책에서는 정제, 산제, 주사제를 약 상품명 뒤에 각각 정, 산, 주라고 붙여 표기했다. 의약품은 효능, 효과로 평가되는데 예컨대 고혈압약의 효능이 혈압강하라면, 효과는 얼마만큼 내리느냐를 의미하지만 엄밀히 구분할 필요는 없다.

약물마다 '적응증'이라는 게 있다. 특정 약이 특정 질환을 치료할 수 있다는 것을 보건당국이 공인한 것으로 적응증으로 등재된 질병을 치료할 때 해당 약이 건강보험의 혜택을 받을 수 있고 유사시 문제가 생겨도 해당 제약사로부터 보상을 이끌어낼 수 있다. 단 의사는 재량과 책임 하에 적응증이 아닌 질병에 대해서도 해당 약을 처방할 수 있다.

약은 부작용과 금기사항을 갖고 있다. 부작용 없는 약은 거의 없다. 부작용은 이런 문제점을 안고 있으니 감안하고 주의하여 복용하라는 뜻이며 금기사항은 심각한 문제가 있으니 복용을 금하라는 의미다. 의약품 설명서에 금기사항은 '다음 환자에게는 투여하지 말 것'으로 표시돼 있다. 주의·경고는 '다음 환자에게 신중히 투여할 것'으로 표기돼 있다.

약물중독을 나타내는 용어로 의존성과 탐닉성이 있다. 의존성은 정신적으로 어떤 약에 자꾸 의지하고 싶은 성향을, 탐닉성은 생리적으로 특정 약을 복용하지 않으면 불편한 현상이 나타나는 것을 의미한다. 수면제를 먹지 않으면 불안한 증상이 의존성이라면, 수면제를 먹지 않아 통증이 오고 불면증이 나타난다면 탐닉성인 것이다. 마약 등 중독성을 나타내는 약물은 복용을 중단하면 여러 가지 참기 어려운 증상이 나타나는데 이것이 금단증상이다.

수면제의 경우 용량에 따라 적게 먹으면 불안증 치료제, 조금 더 양을 늘리면 수면제, 아주 양을 늘리면 죽음에 이르게 하는 독약이 될 수 있다. 이처럼 약은 용량에 따라 약용량(유효약물농도)과 치사량으로 나뉘고 최소 유효약물농도 이상이면 효과가 나고 최대치를 넘어서면 각종 부작용이 나올 수 있다.

약물의 효과는 같이 복용하는 약물에 의해 올라가기도 하고 내려가기도 한다. 특정 약이 다른 약과 엉겨 붙거나 반대작용을 나타내면 효과가 감소할 수 있고 각각의 부작용이 사소한 것이라도 비슷하면 같이 사용함으로써 예기치 않게 부작용이 확 커질 수 있다. 반대로 비슷한 종류, 효과, 약리기전을 가진 약물을 사용하면 약효가 올라가는데 '3+3=6'과 같이 올라가는 것을 상가(相加)작용, '3×3=9' 같이 올라가는 것을 상승(相乘)작용이라고 한다.

약물은 몸에 들어가면 흡수, 대사, 분포, 배설의 과정을 거친다. 위에서 흡수돼 간에서 대사돼 전신혈액으로 분포된 다음 소변과 유즙(젖)으로 배설되는 약물이 있다고 치자. 위의 산도(pH)가 강산성이어야 흡수가 잘 되는데 제산제를 먹어 pH가 올라갔다면 흡수가 적게 될 것이다. 또 간에서 간내 효소계에서 대사된 다음에야 유효한 효과를 나타내는 성분으로 바뀐다면 간염이 심할 경우 대사가 안 될 뿐만 아니라 오히려 간염을 악화시킬 것이다. 이 약이 무좀에 쓰는 약이라면 유효 성분이 발에 집중돼야 하는데 전신에 분포된다면 상대적으로 발 아닌 전신에 부담을 줄 것이다. 이어 소변으로 배설돼야 하는데 신기능이 안 좋다면 신장이 이 약물에 오랫동안 잔류해 바람직하지 않은 작용을 할 수 있고 유즙으로 분비된다면 산모 젖을 먹는 유아가 피해를 입을 수 있을 것이다. 이처럼 모든 약물은 각기 다른 흡수, 대사, 분포, 배설의 이력서를 갖고 있어 주의 깊게 살펴볼 필요가 있다.

현대의 대다수 약물은 '수용체' 개념으로 약효를 설명한다. 특정 약물, 신경전달물질, 호르몬 등이 수용체에 도달하면 수용체는 이 정보를 해당 장기나 조직에 전달한다. 예컨대 혈압을 올리거나 염증을 유발하는 수용체를 어떤 약이 틀어막는다면 혈압이 내려갈 것이고, 염증이 완화될 것이다. 약물이 계곡에서 낙하하는 물이라면 수용체는 물레방아

같은 곳이며 방아에 연결된 절구가 우리 인체의 장기나 조직에 해당할 것이다. A약물이 B작용을 억제하는 수용체를 촉진하면 B작용이 감소할 것이나, 이 수용체를 억제한다면 반대로 B작용이 증가할 것이다. 그리고 B작용이 점진적으로 강화되는 것을 촉진, 항진(亢進)한다고 하며 반대 현상을 억제, 길항(拮抗)한다고 표현한다.

수용체 개념을 갖고 이 책에 접근한다면 한 가지 약이 여러 가지 효능, 효과, 부작용을 보이는 것을 이해할 수 있다. 다만 모든 약이 이런 개념에 딱 떨어지게 들어맞는 것은 아니고 복잡다기한 작용을 하기 때문에 혼선이 올 수 있으나 이는 전문가들도 더 심층적인 연구에 나서고 있는 분야인 만큼 답답해할 필요는 없다.

위 · 십이지장 및
대장 항문 질환

과민성장증후군(진경제)

과만성장증후군(Irritable Bowel Syndrome: IBS)은 복통, 복부 팽만감, 변비, 설사 등이 만성적, 반복적으로 나타나는 질환이다. 위 내시경 검사를 해보면 대개 이상이 없는 것으로 나타난다. 건강을 크게 위협하지는 않기 때문에 우려할 만한 질환은 아니지만 끈덕지게 사람을 괴롭혀 삶의 질을 떨어뜨린다.

위 · 십이지장궤양이나 장염환자보다도 환자가 더 많다. 통계마다 다르지만 국내서는 6~15%가 이 질환으로 고생하고 있으며 기능성 소화불량 환자의 87% 가량이 과민성장증후군 증상을 갖고 있다.

◎ 증상

* 하복부에 산헐적이며 중심에서 가장자리로 퍼지는 듯한 통증이 자주 나타난다. 소장과 대장은 물론 복부 어디에서라도 통증을 느낄 수 있다. 통증이 시작되면 장운동이 더욱 활발해지면서 대개 무른 변이 나오게 된다. 일반적으로 배변을 하면 통증이 현저히 가라앉는다. 지속적으

로 통증을 호소한다면 정신·심리적으로도 문제가 있는 셈이어서 치료가 더 어렵다.

 * 복부의 팽만감도 주요한 증상이다. 복부에 가스가 꽉 차 있는 듯 묵직한 통증을 느끼는데 실제 컴퓨터단층촬영(CT)을 해보면 가스량 증가와는 상관이 없는 경우가 상당수라고 한다.

 * 수 년간에 걸쳐 변비와 설사가 교대로 반복되는 것이 가장 전형적 특징이다. 변비 증상은 환약 크기의 단단한 대변을 소량씩 보고, 설사 증상은 항문에 점액질이 묻어나오는 게 유사질환과 다른 양상이다.

 장 경련을 일으키며 변비가 우세한 형태도 있고, 통증이나 이렇다 할 소화흡수 장애는 없으면서 설사가 우세한 형태도 있다. 이들 두 가지가 번갈아 나타날 때 치료가 가장 어렵다. 서양인이나 동양의 여성들은 변비가 심한 양상을 띠며 동양의 남성들은 설사 증상이 두드러진다. 변비가 심한 타입의 경우 변비가 생기면 복통도 심해지는 경향을 보이며 배변을 시도하면 복통이 완화되는 양상을 보이나 만족스러운 결과를 얻지는 못한다. 설사가 주 증상인 경우에는 대개 아침이나 식사 후 급하게 설사하는 경향을 보이고 배변 후에는 통증이 상당히 가라앉는다.

◎ 원인

 * 심리적인 요인이 가장 크다. 불안증, 우울증, 건강염려증 등의 정신건강의 문제나 과도한 스트레스 등 사회심리적인 요소들이 과민성장증후군을 유발한다. 그래서 과거에는 이런 요인에 의해 나타나는 증상을 '신경성'이라며 획일적인 진단을 내렸다. 그러나 환자들은 이런 진단에 식상해있고 실제 신경성이라고 확진할 만한 환자도 예상치보다 소수인 것으로 밝혀지면서 점차 이런 진단을 내리지 않는 추세다. 그럼에도 불

구하고 심리적 요인은 과민성장증후군의 가장 큰 요인이며 위장관의 운동기능 이상, 내장기관의 과민성으로 발병 원인을 설명하려는 것은 이에 초점을 맞춰 신약을 개발하고 있는 제약사의 입장이 많이 반영돼 있는 것으로 보인다.

  * 소장과 대장의 운동성이 활발해지고 장에 경련이나 마비 등이 나타나면 과민성장증후군 증상이 일어나고 복통이 동반되는 것으로 여겨지고 있다. 그러나 실제 검사를 해보면 이런 연관성이 확연하지 않은 경우가 적잖다.

  * 최근 부각되고 있는 게 내장기관의 과민성이다. 정상인이 통증이나 불쾌감을 느끼지 않을 사소한 장내 자극에 대해 과민성장증후군 환자는 어떤 이유에서인지 내장의 말초신경이 예민하게 반응한다는 설명이다. 과거에 심한 설사병이나 장염을 앓은 경험이 있다면 과민성장증후군이 더 자주 또는 강하게 나타날 것으로 추정되고 있다.

  * 이와 더불어 내장감각이 뇌와 같은 중추신경에 전달되는 과정에서 중간경로인 척추신경에 의해 과다하게 증폭된다는 이론도 부각되고 있다. 즉 말초신경에서 올라온 미약한 자극이 척수를 통해 전달될 때 신경전달물질의 과다분비, 특정 신경의 활성화 등이 이뤄지고 이를 대뇌는 통증으로 받아들인다는 것이다.

◎ 치료

  식사요법과 약물요법이 병행돼야 한다. 식사요법은 수분을 많이 머금을 수 있고 소화가 잘 되며 질기지 않은 섬유소가 좋다. 차전자피, 밀기울, 양상추, 당근, 오이, 현미, 배, 귤, 사과, 수박, 딸기, 율무, 보리 등이 좋다.

섬유소는 설사나 복부팽만감 환자에게는 바람직하지 않고 변비 환자에게 유효하며 이때도 한번에 많이 먹기보다는 조금씩 양을 늘리는 게 좋다. 최근의 연구에 의하면 섬유소가 단지 10%의 과민성장증후군 환자에게 증상을 개선하는 것으로 나타나고 있으므로 환자가 복용해봐서 증상이 개선되면 계속 섭취하고 그렇지 않으면 줄여 먹는 게 바람직하다. 이는 섬유소에만 국한되는 것이 아니고 다른 음식에 대해서도 마찬가지다.

일반적으로 고추·후추·겨자·생강 등의 자극적인 향신료, 우유나 유제품(유당 분해능력이 없는 사람에게 설사 유발), 콩류 식품(가스가 많이 차는 사람에게 복부팽만증 악화) 등은 피하는 게 좋다. 탄수화물은 충분히, 지방질은 적게 섭취하는 게 이롭다. 그러나 특정 음식이 과민성장증후군의 원인이라는 명확한 증거가 없으므로 지나치게 특정 음식을 제한하는 것은 바람직하지 않다.

약물요법은 현재까지 뚜렷한 약효를 가진 약물이 없어 증상에 따라 이를 완화시키는 대증요법이 주류다.

* 일반적으로 장관 또는 항문에 과도한 수축이나 경련이 나타나고 통증을 호소하면 진경제를 투여한다. 진경제는 일부 복부팽만 증상 환자에게도 도움이 된다. 진경제로 치료반응이 없으면 투여했던 섬유소나 박하유(peppermint)의 섭취를 줄이는 게 좋다.

소화기를 감싸고 있는 평활근을 이완시켜 통증을 가라앉히는 향(向)근육성 진경제(musculotropics)로는 메베베린(mebeverine 중외제약 듀스파타린정), 피나베리움(pinaverium 일양약품 디세텔정), 카로베린(caroverine 영풍제약 카로벤정, 한림제약 스파몬정), 페노베린(fenoverine 부광약품 펙사딘캡셀) 등이 있다. 진경제인 알베린(alverine) 에 가스제거제인 시메치콘(simethicone)을 배합한 제품으로는 현대약품 '알라스판 캅셀' 동화약품 '제스라-제트연질캅셀'이 있다.

이들 약은 평활근 세포막의 칼슘 채널에 근 수축을 유발하는 칼슘이온이 들어가지 못하게 해서 평활근을 이완시켜 장을 편안하게 한다. 복통을 경감시켜주고 설사, 변비, 복부팽만감을 가라앉힌다. 피나베리움은 가장 오래된 약으로 소화기점막을 자극하는 부작용이 가장 심하므로 수면 직전에 복용하는 것은 삼가야 하며 식사 직후나 식간에 먹는 게 바람직하고 물을 많이 마셔야 한다. 피나베리움과 알베린은 다음에 설명할 항(抗)콜린성 작용도 일부 갖고 있다. 카로베린과 페노베린은 흥분성 신경전달물질인 글루타메이트(glutamate) 수용체에 길항(억제)작용을 하면서 진경효과도 일부 발휘한다. 과거에 많이 쓰였던 파파베린(papaverine)은 장뿐만 아니라 다른 장기도 많이 이완시켜 지금은 주로 연구용으로만 쓴다.

항(抗)콜린성 진경제(anticholinergic antispasmodics)는 부교감신경계의 신경전달물질인 아세틸콜린에 의해 위장관운동이 촉진되고 소화기 경련이 일어나는 것을 막아주는 약이다. 특히 지방섭취시 S상 결장이 과잉 운동하는 것을 감소시키는 효과가 있다. 시메트로피움(cime-tropium 한국베링거인겔하임 알기론정), 옥사피움(oxapium 동성제약 옥사페란정), 티퀴지움(tiquizium 일성신약 치아톤캅셀), 티에모니움(tiemonium 한화제약 비스진정), 티메피디움(timepidium 중외제약 폰트릴캅셀), 디사이클로민(dicyclomine 또는 dicycloverine 조아제약 스파토민캅셀, 신일제약 이지정), 히요신[hyoscine 또는 scopolamine butylbromide 한국베링거인겔하임 부스코판당의정 · 다투라엽(미치광이풀) 생약에서 추출하거나 합성], 히요시아민(hyoscyamine sulfate 현창제약 바리코판정), 옥시펜사이클리민(oxyphencyclimine 한국화이자 다리콘정 생산중단) 등을 들 수 있다. 항(抗)콜린제는 부작용으로 입마름, 배뇨곤란, 변비, 두통, 현기증, 졸음, 전립선비대증, 녹내장 등을 유발할 수 있다.

스코폴라민에 진통제인 아세트아미노펜(acetaminophen 한국얀센 타이레놀정)을 복합한 성분의 약도 진경 및 진통 목적으로 많이 사용된다. 한국베링거인겔하임의 '부스코판플러스정', 서울제약 '히스날-에이정' 등이 있다.

이 가운데 시메트로피움은 위장관 경련과 소화기관의 운동이상장애에 더 선택적으로 작용하며 장기간 사용해도 약물에 대한 인체의 내성이 약해 오랫동안 효과가 지속된다. 항콜린제의 대표격인 아트로핀(atropine 대한약품 황산아트로핀주) 등 동종의 다른 약물에 비해 입마름, 두통, 현기증, 졸음, 무력증 등의 부작용이 거의 없다.

메베베린과 디사이클로민 등은 일정 기간 계속 투여해야 효과가 나타나는 경우가 많아 한두 번 먹고 그만 두는 것은 바람직하지 않다.

* 옥사피움(oxapium 동성제약 옥사페란정), 옥틸로니움(octylonium 동화약품 메녹틸정), 티퀴지움(tiquizium 일성신약 치아톤캅셀), 티로프라마이드(tiropramide 대웅제약 티로파정), 플로로글루시놀(phloroglucinol 대화제약 후로스판정·액), 피폭솔란(pipoxolan 메디카코리아 다난탈정) 등은 항콜린성 작용에 부수적인 진통효과를 갖고 있다. 항콜린제인 클리니디움(clinidium)에 신경안정제인 클로르디아제폭사이드(chlordiazepoxide)를 더한 고려제약의 '리브락스정'도 자주 쓰인다.

티로프라마이드는 과민성장증후근이 있거나 복부, 간, 담도, 신장, 요관 등 소화기 및 비뇨기계의 산통(疝痛·colic 평활근의 수축과 경련으로 인해 주기적으로 일어나는 격한 통증으로 복부 근처 장기에서 다발)과 위장관운동 이상, 담석증, 담낭염, 수술 후 유착 등이 있는 경우에 쓰인다. 이 약과 유사한 작용을 하는 약으로는 디페메린(difemerin 경동제약 리메린캡셀) 등을 꼽을 수 있다. 티퀴지움은 벨라돈나(belladonna) 생약에서 반합성한 부교감신경 억제 효능의 항콜린제다.

이밖에 트리메부틴(trimebutine 삼일제약 포리부틴정)은 위장관 내부 신경다발에 존재하는 내인성 운동조절인자인 엔케팔린(enkephalin-μ, δ, κ) 수용체를 억제 또는 촉진하여 위장관운동을 정상화시킨다. 위장관 운동이 지나쳐 설사, 복통, 변비가 반복적으로 나타나는 것을 완화시킨다. 소화관 평활근을 이완하고 구토를 억제하는 작용도 한다. 이 때문에 과민성장증후군은 물론 위산식도역류, 경련성 결장, 구토, 구역질, 위·십이지장궤양 및 염증에 의한 소화불량 등에 두루 쓰인다. 약성이 순해서 실제 약효는 미지근한 경우가 많다.

* 자주 무른 변을 보는 설사가 주증상인 경우에는 로페라마이드(loperamide 한국얀센 로페린캡셀·시럽)나 마약성 진통진경제 겸 지사제인 디펜옥실레이트(diphenoxylate)가 유용하다. 정상인에게는 이들 지사제의 과도한 사용이 좋지 않으나 과민성장증후군 환자에게는 상당히 유용하게 사용할 수 있다. 담즙 분비가 많아져 설사가 일어난다면 담즙산과 결합해 배출을 촉진하는 콜레스티라민(cholestiramine 보령제약 퀘스트란현탁용산)과 로페라마이드 약간량을 처방할 수 있다. ▶▶ 설사 참고

* 주로 변비를 호소하면 섬유소, 삼투성 하제, 완하제, 위장관운동촉진제 등을 투여한다. 섬유소는 수분을 머금어 대변을 굵게 해주는 역할을 한다. 차전자피[psyllium husk 일양약품 무타실산, 영국 약전에는 이스파귤라피(ispaghula husk)로 표기]를 일단 써본다. 이 약은 자기 부피의 최대 40배에 해당하는 수분을 머금어 배변을 촉진한다. ▶▶ 변비 참고

이 약으로 효과가 없으면 삼투성 하제인 락툴로스(lactulose 중외제약 듀파락시럽)를 사용해 볼 필요가 있다. 다만 구역질을 일으킬 수 있고 복부 팽만감을 악화시킬 수도 있다.

하제는 장점막을 자극해 배변을 유도하는 것으로 효과가 강렬한 준하제(峻下劑)와 효과가 온화한 완하제(緩下劑)로 나눈다. 식물성인 센나(senna 부광약품 아락실)나 비사코딜(bisacodyl 한국베링거인겔하임 둘코락스정·좌약) 같은 완하제를 써서 좋은 효과를 보기도 한다. 증상이 더욱 심한 경우에는 소듐 피코설페이트(sodium picosulphate 삼일제약 피코론 점적액, 크라운제약 피코락정)와 같은 더 강한 완하제를 사용한다.

위장관운동촉진제는 기능성 소화불량에 쓰는 약들을 일부 사용하기도 한다. ▶▶ 기능성 소화불량 참고

* 신경증상이 현저하다고 여겨지면 삼환계(三環系) 항우울제 또는 신경전달물질인 세로토닌(serotonin)의 재흡수(고갈)를 억제하는 항우울제, 벤조디아제핀(benzodiazepine) 계열 신경안정제를 보조적으로 사용하게 된다. 일반적으로 초기 치료에 권장되지 않으며 다른 약물로 차도가 없으면 나중에 쓰는 게 바람직하다.

항우울제를 과민성장증후군에 쓰면 우울증에 쓰는 용량보다 적게 사용해도 짧은 시간에 약효가 나타나는 효과를 기대할 수 있다. 항우울제는 간접적으로 설사를 멎게 하고 변비를 부추기는 작용이 있으므로 환자의 증상 양상에 따라 용량을 조절해야 한다.

신경안정제로는 아미트립틸린(amitriptyline 환인제약 에나폰정), 이미프라민(imipramine 명인제약 이미프라민정), 알프라졸람(alprazolam 한국화이자 자낙스정), 치오리다진(thioridazine 환인제약 뉴바론정) 등이 쓰인다.

그러나 항우울제 가운데서도 선택적 세로토닌 재흡수억제제(SSRI)인 플루옥세틴(fluoxetine 한국릴리 푸로작캅셀), 파록세틴(paroxetine 글락소스미스클라인 세로자트정), 서트랄린(sertraline 한국화이자 졸로푸트정) 등은 아직 효과가 명확하게 입증되지 않아 많이 처방되지 않는다.

벤조디아제핀(benzodiazepine) 계열의 디아제팜(diazepam 한국로슈 바리움정)이나 바비튜레이트(barbiturate)계열의 신경안정제는 습관성에 빠질 수 있으므로 장기 복용은 권장되지 않는다.

* 최신약으로는 노바티스가 개발한 테가세로드(tegaserode 한국노바티스 젤막정)가 세계 최초의 과민성장증후군 공식 치료제다. 위장관에는 장관의 운동, 감각, 분비를 조절해 소화기계가 정상적으로 작동할 수 있도록 돕는 신경전달물질이 세로토닌이다. 이 물질의 역할이 감소되면 장관의 감각 이상과 비정상적인 장운동이 유발된다고 보고 개발한 게 테가세로드다.

이 약은 5-HT$_4$수용체(HT는 hydroxy tryptamine의 약자로 serotonin과 동일한 물질) 촉진제로서 신경전달물질인 세로토닌의 수용체를 선택적으로 활성화시켜 위장관 연동운동과 장내 수분분비를 촉진, 쾌변을 유도하는 역할을 한다. 섬유질이나 삼투성 하제로 효과를 보지 못하는 여성의 변비형 과민성장증후군에 효과적이다. 하지만 남성의 과민성장증후군에는 효과가 미미한 것으로 평가돼 처방되지 않는다. 65세 미만 남녀의 만성 변비 치료제로도 승인받았다.

이 약은 또 장의 감각기관에 작용해 통증 민감도와 관련된 구심성 내장신경을 억제하기 때문에 복통, 복부 팽만감이 심하여 평상시 불편함을 느끼는 환자에게 도움이 될 것으로 평가받고 있다.

반면 선택적 세로토닌(5-HT$_3$) 수용체 길항제는 내장의 통각을 감소시키며 대장운동을 억제하고 음식물 및 분변의 대장 통과시간을 지연시키기 때문에 설사형 과민성장증후군에 유용할 것으로 보인다. 하지만 실제 임상에서는 그리 많이 쓰이지 않는다. 온단세트론(ondansetron 글락소스미스클라인 조프란정), 그라니세트론(granisetron 한국로슈 카이트릴정), 트로피세트론(tropisetron 한국노바티스 나보반캅셀), 라모세트론

(ramosetron 한국아스텔라스 나제아오디정) 등이 있다.

　이밖에도 과민성장증후군에는 일반적인 소화효소제, 시메치콘
(simethicone 대웅제약 미리콘산) 등 가스제거제, 제산제, 위산분비억제
제가 사정에 따라 병용 처방된다.

　과민성장증후군의 약물치료는 건강보험 적용 문제 때문에 진경제 등
같은 계열의 약물을 중복 사용하지 못하며 보통 하루에 3번 복용하는
게 원칙이다.

　운동요법도 상당한 도움이 된다. 하루 30분씩 유산소운동을 하면 소
화가 원활해지고 긴장이 풀어져 증상 개선에 큰 도움을 받을 수 있으며
특히 변비가 주된 증상이면 복근강화운동이 좋다. 다만 식사 후 1시간
이내에는 운동을 삼가도록 한다.

구토·멀미증(항구토제)

◎ 증상과 원인

구토나 오심은 소화기나 평형기관에서 일어난 불쾌한 느낌이 중추신경계나 자율신경계를 자극해 생긴다. 구토(vomiting)는 위 내용물이 강하게 입으로 배출되는 것을 말한다. 오심(nausea)은 정확히 기술하기 어려운 매우 불쾌한 느낌으로 구토에 선행되거나 동반되어 나타날 수 있다. 흔히 교통수단을 이용했을 때 나타나는 멀미는 오심에 가깝다고 할 수 있다. 자동차, 배, 비행기를 타면 인체 평형감각의 균형이 깨져 구토현상이 생긴다. 이를 흔히 멀미라고 하는데 의학용어로는 동요병(動搖病 motion sickness)이라 한다.

구토는 과식이나 과음, 여행할 때의 멀미, 임신 초기에 나타나는 입덧(임신오조 姙娠惡阻)이나 임신중독증, 빈혈 등에 의한 어지러움, 두통이나 편두통, 뇌수두증 등 두개(頭蓋) 내압(內壓)의 상승, 바이러스·기생충·세균 등에 의한 중증 감염, 요독증, 항암제·항생제·마약 등의 복용, 갑상선항진증과 같은 내분비계 질환 등에 의해 나타난다.

우선 원인이 되는 소화기질환부터 살피면 △과식, 위장염, 급성 간염, 소장 폐색(막힘), 급성 췌장염, 급성 담낭염 등에 의해 급성 구토가 △위장 폐색, 가성(假性) 장폐색증, 만성간염 등에 의해 만성 구토가 유발될 수 있다. 예컨대 과식하면 음식물을 소화하기 위해 많은 혈액이 위장 주위로 단번에 몽땅 몰리게 된다. 이에 따라 위 주변 혈관의 혈액순환이 정체되면 위장이 원활하게 작동하지 못하면서 입 밖으로 위 내용물을 뱉어내려는 구토현상이 생긴다.

좀 더 깊게 설명하면 위장관에서 파생된 불쾌한 느낌은 부교감신경계(미주신경계)를 통해 뇌내 구토중추(vomiting center)에 도달되고 다시 한번 화학수용체유발대(chemoreceptor trigger zone:CPZ)에 전해지고 여기서 신경전달물질이 나와 구토와 오심을 유발하게 된다. 이에 관여하는 신경전달물질은 정확히 규명돼 있지 않지만 도파민(D_2) 수용체와 세로토닌($5-HT_3$) 수용체가 중요한 역할을 하는 것으로 알려지고 있다.

몸의 평형을 바로 잡는 내이(內耳)의 전정기관에 이상이 있을 때와 중추신경계에 이상이 있을 때(두부 손상, 뇌출혈, 뇌경색, 뇌종양, 뇌막염, 일본 뇌염)에 어지럼증, 귀울림(耳鳴)과 함께 구토 증상이 나타난다.

비위가 상할 정도의 기분 나쁜 음식이나 냄새, 자극, 충격적인 장면을 접했을 때에는 눈·코·입에서의 오감이 안면신경을 통해 대뇌피질의 구토중추에 전달돼 역시 구토가 날 수 있다.

입덧은 임신초기에는 비타민 및 전해질 등의 결핍 또는 대사이상, 태아와 모체의 항원-항체 반응에 의해 나타나는 각종 대사산물로 인해 생긴다.

◎ 치료

* 구토나 멀미를 억제하는 약물로는 도파민(D₂) 수용체 길항제가 대표적이다. 구토나 멀미를 일으키는 도파민(dopamine)이 위나 뇌 속의 도파민 수용체에 도달하는 것을 방해함으로써 증상을 억누른다.

메토클로프라마이드(metoclopramide 동아제약 멕소롱정, 동화약품 맥페란당의정)과 돔페리돈(domperidone 한국얀센 모티리움정, 근화제약 돔페리돈정, 동아제약 멕시롱액)이 대표적인 약물이다.

메토클로프라마이드는 주로 위장 윗 부분에 위치한 도파민 수용체를 차단, 위장관 상부의 운동을 자극하고 식도 아래쪽 괄약근의 긴장을 증가시킨다. 이와 함께 중추신경계에서 구토를 유발하는 도파민 수용체를 차단하고 반대로 위장관 운동을 촉진하는 콜린성 수용체를 자극함으로써 약효를 나타낸다. 따라서 과식, 가성(假性) 장폐색증, 위 마비증, 항암제 투여, 멀미 등에 의한 구토와 오심에 두루 유용하다. 편두통에 의해 속이 울렁거리고 메스껍고 토하는 증세에도 사용하며 편두통약의 효과를 증가시킨다. 그러나 뇌의 도파민 수용체를 차단하는 것이 지나쳐 졸음, 불안, 파킨슨씨병처럼 근골격계가 경련하는 추체외로계 증상, 수전증, 유즙(젖)분비, 남성의 여성형 유방 등을 초래할 수 있으므로 주의가 필요하다. 콜린성 수용체를 자극하므로 가벼운 불안 증상에서부터 근육 긴장이상 등과 같은 부작용이 복용자의 10~30%에서 나타날 수 있다.

돔페리돈은 메토클로프라마이드와 유사한 약리 작용을 가지고 있지만 혈류-뇌 장벽(blood-brain barrier:BBB 혈관을 타고 뇌로 유해한 특정 물질이 들어가지 못하기 위해 존재하는 인체내 보호장치)을 통과하지 못하기 때문에 메토클로프라마이드보다 부작용이 적다. 중추신경계의 도파민 수용체에는 거의 작용하지 않기 때문이다. 그래도 유즙분비 등의 부작용이 나타날 수 있다.

* 위장관운동촉진제(prokinetics)인 레보설피라이드(levosulpiride), 이토프라이드(itopride), 모사프라이드(mosapride) 등도 구토 증상의 개선에 유용하다. ▶▶기능성 소화불량 참고

* 선택적 세로토닌(5-HT₃) 수용체 길항제는 항암제를 투여했거나 큰 수술 후에 유발된 오심 및 구토를 예방하거나 치료하는데 주로 쓰인다. HT는 hydroxy tryptamine의 약자로 serotonin과 동일 물질이다. 온단세트론(ondansetron 한국글락소스미스클라인 조프란정), 그라니세트론(granisetron 한국로슈 카이트릴정), 트로피세트론(tropisetron 한국노바티스 나보반캅셀), 라모세트론(ramosetron 한국아스텔라스 나제아오디정), 아자세트론(azasetron 종근당 세로톤정), 돌라세트론(dolasetron 사노피아벤티스코리아 안제메트정) 등이 있다.

5-HT₃수용체는 위장관 등 내장으로 집중되는 구심성 신경계에서 반사적으로 평활근의 수축을 촉진하며 구토에 관여한다. 5-HT₃수용체 길항제는 중추신경계 및 말초신경계에 동시에 작용해 구토와 오심을 억제한다. 기존 약제로 구토 증상이 호전되지 않는 경우에 유용하다. 그러나 고가인 약값에 비해 구토를 억제하는 효과가 도파민(D₂) 수용체 길항제보다 별반 나을 게 없다는 비판이 있음을 고려해봐야 한다. 부작용으로 두통, 변비, 설사, 일시적인 간기능 검사수치 상승 등이 나타날 수 있다.

* 항히스타민제(antihistamines)는 히스타민(H₁) 수용체를 차단해 멀미를 가라앉히는 대표적인 약이다. 주로 액제나 껌 형태의 제품이 나와 있다. 부클리진(buclizine 한국유씨비제약 론지펜정), 디멘하이드리네이트(dimenhydrinate 건풍제약 이지롱내복액), 메클리진(meclizine 부광약품 뱅드롱내복액), 프로메타진(promethazine) 등이 주로 쓰이는 성분이며 피리독신(pyridoxine VitB₆)과 카페인이 함께 들어간다. 디멘하이드

리네이트와 피리독신을 함유한 껌 제품(새한제약 피크니에프껌) 도 있다.

부클리진 제제는 멀미 외에도 전정미로염과 메니에르증후군 등에 의한 어지럼증(현기증)으로 인한 구역, 구토, 어지럼증, 식욕부진 등에 사용한다. 이밖에도 대부분의 멀미약은 어지럼증에 도움이 된다.

* 항콜린제(anticholinergics)는 멀미에 유용하며 피부를 통해 흡수시키면 예방 목적으로 아주 유용하다. 스코폴라민(scopolamine) 성분의 패취제(patch)인 명문제약 '키미테'가 유명 제품이다. 이 약으로 멀미를 예방하려면 승차 또는 승선 전 최소 4시간 전에 귀 뒤의 털이 없는 부분에 부착하여야 한다. 패취를 붙인 후에는 손을 깨끗이 씻고 특히 손으로 눈을 부비지 않도록 조심해야 한다. 만약 부착했던 패취가 떨어지면 반대편에 다시 붙여야 한다. 녹내장, 서맥, 전립선비대, 임산부, 수유부, 7세 미만 어린이에게는 주의해 사용해야 한다.

항히스타민제나 항콜린제 계열의 멀미약은 공통적인 부작용으로 입이 마르고 시야가 떨리고 소변이 잘 안나온다. 또 녹내장을 악화시키고 변비를 유발하므로 해당 증상으로 평소 고생하는 사람은 조심해야 한다.

* 신경이완제(neuroleptics)는 특정약물, 방사선 치료, 위장염, 이명, 어지럼증 등에 의한 오심이나 구토에 유용하게 사용될 수 있다. 정신분열증의 치료에도 사용되는 약이다. 클로르프로마진(chlorpromazine 명인제약 염산클로르프로마진정), 프로클로르페라진(prochlorperazine), 퍼페나진(perphenazine 명인제약 페르페나진정, 영진약품 트리민정), 할로페리돌(haloperidol 환인제약 페리돌정, 명인제약 할로페리돌정) 등과 같은 약이 있는데 중추신경계의 화학수용체유발대에 있는 도파민 수용체에 작용하기 때문에 부작용으로 진정(sedation)이 흔하게 나타나며 혈액이혼화증(blood dyscrasia: 혈액성분의 비정상적 변화), 근육긴장이상(dystonia), 황달 등의 부작용도 나타날 수 있다.

이밖에 구토억제 및 어지럼증치료제로 베타히스틴(betahistine 동구제약 메네스정), 디페니돌(diphenidol 일성신약 세파돌당의정)이 있다.

 * 입덧에 대한 약물치료는 태아에게 미칠 영향을 고려해 매우 신중해야 한다. 전문가와 상담해야 하며 일반적으로 먼저 피리독신(pyridoxine 삼일제약 피리독신정)을 복용하고 조절이 안 되면 디멘하이드리네이트를 복용한다. 임신 초기의 입덧은 당연한 것으로 받아들여지지만 임신 후기에 오심, 구토가 생기면 임신중독증이 의심되므로 전문가에게 빨리 상담해야 한다.

 * 빈혈에 의해 어지러울 때에는 철분, 엽산, 시아노코발라민(cyano-cobalamine Vit B_{12}) 중 어떤 성분이 부족하여 빈혈이 생겼는가, 특정 약물을 복용하고 있는가, 위장 절제수술을 했는가 등을 철저히 따져 부족한 성분만을 투여해야 한다. 철분 부족으로만 여기고 무분별하게 철분제를 투여하는 것은 매우 위험한 방법이다.

 * 위에 들어간 유독성 물질을 배출하기 위해서는 진토제(鎭吐劑 antiemetics)가 아닌 최토제(催吐劑 emetics)를 쓴다. 중추성으로 작용하는 약으로는 아포모르핀(apomorphine), 반사적(말초적)으로 토출(土出)을 유도하는 약으로는 토근 시럽(ipecac syrup) · 황산구리 희석액(copper sulfate) · 주석산 칼륨안티몬액(potassium antimony tartarate) 등이 있다.

궤양성대장염 · 크론병

염증성장질환(Inflammatory Bowel Disease: IBD)은 원인 불명의 장 염증 질환으로 크게 궤양성대장염과 크론병(Crohn's disease)으로 나뉜다. 외국의 경우 인구 10만 명당 5~10명의 발병률을 보이고 있으며 국내서는 이보다 드물게 나타나고 있으나 최근 10여년간 환자가 늘고 있다.

◎ 원인

원인은 명확치 않으나 자가면역적 요인, 유전적 요인, 정신적 스트레스, 병원체 감염 등이 주된 요인일 것으로 추정되고 있다. 가장 유력한 것은 자가면역적 요인으로 장에 생긴 자기 몸의 일부를 인체가 적(항원)으로 오인하고 지나치게 많은 항체를 생성함으로써 염증이 생기는 것으로 설명된다.

◎ 증상

대장이 온통 헐어버리고 설사와 혈변이 대표적인 증상으로 나타난다. 점액질이나 피고름이 섞인 대변이 하루에도 수 차례 나오고 대변 후에도 개운치 않다. 이 때문에 이질로 오인하기 쉽지만 이질처럼 1~2주 만에 고생하다 낫는 것은 아니고 짧게는 수 년간, 길게는 수십 년간 좋아졌다 나빠졌다 하면서 환자를 괴롭힌다.

◎ 치료

재발이 잦아 약물치료를 중단하면 33~50% 정도에서 끈질기게 재발한다. 꾸준히 치료하고 증상이 나아진 후에도 1년 정도 더 지속적인 약물치료를 받는 게 필요하다.

* 약물은 자가면역질환인 류마티스와 비슷한 치료제를 쓴다. 자기항원에 대한 면역거부반응을 누그러뜨리는 스테로이드(부신피질호르몬) 제제를 중등도 이상의 증상일 때 한해 쓴다. hydrocortisone, prednisolon, dexamethasone 등의 약을 7~10일간 고용량 복용하거나, 저용량으로 주사한다. 이후에는 점차 사용량을 줄인다. 이들 제제는 부종, 골다공증, 피부연화, 고혈당, 성장저해를 유발하기 때문에 장기간 사용하면 좋지 않다.

* 항생·소염 작용이 있는 아미노살리실산(aminosalicylate) 계열의 설파살라진(sulfasalazine 일성신약 사라조피린장용정)이나 메살라진(mesalazine 동광제약 메살라진정) 등도 같이 쓴다. 설파살라진은 복용자의 20%에서 구역, 구토, 소화불량, 식욕부진, 두통 등의 부작용을 유발하며 피부발진, 발열, 췌장염, 간염, 용혈성 빈혈, 골수 억제 등의 과민

반응도 초래할 수 있다. 또 엽산의 흡수를 억제하므로 엽산의 보충이 필요하다.

　메살라진은 항생효과 외에 염증을 유발하는 프로스타글란딘(prostaglandin)이 체내에서 생성되는 것을 억제한다. 설파살라진에 비해 효과는 비슷하지만 부작용이 적기 때문에 설파살라진으로 치료되지 않으면 메살라진을 쓴다. 이들 두 약은 환자의 50% 가량에서 효과를 나타내며 증상이 더 나빠지지 않도록 만들어 관해(寬解) 상태를 유지하는데 도움이 되지만 나머지 절반에서는 이렇다할 반응도 보이지 않는 한계가 있다. 먹는 약으로 효과를 보지 못하면 메살라진을 좌약이나 관장약 형태로 투여하기도 한다.

　* 항암제이자 면역억제제인 아자치오프린(azathioprine 삼일제약 이뮤란정)이나 6-MP(6-mercaptopurine 한국유나이티드제약 푸리네톤정)를 쓴다. 아자치오프린은 흡수된 후 간에서 6-MP로 바뀌기 때문에 효과는 비슷하다. 주로 스테로이드 사용량을 줄이기 위해 사용되며 3~6개월 정도 사용해야 효과를 볼 수 있다. 부작용으로 메스꺼움, 발열, 피부발진, 관절통, 췌장염, 간염, 골수기능억제, 백혈구감소증 등이 나타날 수 있다.

　* 중증 난치성에는 비싸지만 면역거부반응 억제효과가 뛰어난 사이클로스포린(cyclosporine 한국노바티스 산디문뉴오랄연질캅셀, 종근당 사이폴엔연질캅셀)을 처방하기도 한다.

　* 신약으로는 인플릭시맙(infliximab 쉐링프라우코리아 레미케이드주)이 염증을 유발하는 종양괴사인자(TNF-α)이 장에서 과다 생성되는 것을 차단한다. 이 약은 류마티스 관절염 , 강직성 척추염, 건선 등에 쓰여왔으며 최근 크론병 및 궤양성 결장염 치료제로서 수술을 회피할 수 있는 표준약물로 부상하고 있다.

약물요법으로 근치는 힘들며 증상이 악화되는 속도를 늦출 수 있을 뿐이다. 하루에 10번 이상 혈변이나 묽은 점액질 변을 보거나, 1년 이상 약물요법을 받았으나 효과가 거의 없을 때, 대량 출혈이나 대량 천공이 생겼을 때는 수술을 받는 게 좋다. 대장을 거의 전부 절제하거나 대장의 문제가 생긴 점막조직을 벗겨내는 대수술이다.

염증성 장질환 환자는 지방이 많은 유제품과 육류는 되도록 섭취를 금하는 게 좋다. 가스가 많이 나오는 콩류, 섬유소가 질긴 채소, 문어·오징어 같이 소화시키기 어려운 식품, 커피, 술, 아주 뜨겁거나 찬 음식은 가급적 피하는 게 바람직하다. 쑥 추출물이 염증성 장질환을 완화시키는데 좋다는 연구가 나와 있다.

기능성 소화불량(위장관운동촉진제)

종합병원의 소화기내과를 찾는 환자의 과반수가 고민하는 질환이 기능성 소화불량이다. 속이 더부룩하고 메스껍고 조금만 음식을 먹어도 배가 불러 더 이상 먹기 싫어지는 특징적 증상을 보인다. 은행원, 교사, 택시운전기사 등 업무성격상 즉각적이고 항시적으로 신경을 많이 쓰는 직업에서 흔하게 나타난다. 삶의 질을 현저하게 떨어뜨리지만 치명적이지는 않다. 하지만 원인이 복합적이고 명확하지 않아 의학적으로 완벽한 설명이 불가능하다.

◎ 원인

최근 들어 기능성 소화불량의 가장 중요한 요인으로 위·십이지장에 나타나는 염증과 궤양이 지목되고 있다. 이 질환은 헬리코박터 파이로리(Helicobacter pylori) 세균 감염 등에 의해 유발되는데 원인과 치료 대책이 자세히 수립돼 있다. ▶▶ 위·십이지장궤양 참고 해결이 더 어려운 것은 소화기의 염증이나 궤양, 담석증, 암 등이 없는데도 식사하고 나면 가스가 차고 토하거나 식사 후 얼마 되지 않아 만복감을 느끼는 질환이다. 이를 '비(非)궤양성 소화불량'이라고도 하며 정식 병명은 아니지만 흔히 '신경성 위장병'이라고 부른다. 의학적으로는 최근 12개월 동안 적어도 12주 이상 윗배의 불편감과 복통을 겪는 경우를 말한다.

기능성 소화불량은 내시경검사를 해보면 만성위염이 흔히 발견된다. 기능성 소화불량을 만성위염과 혼동하는 사람이 많다. 그러나 기능성 소화불량의 특징적 증상은 만성위염이 없는 사람에게서도 나타날 수 있고, 만성위염의 정도에 따라 증상의 경중이 비례하지는 않기 때문에 기능성 소화불량과 만성위염은 다르다고 할 수 있다. 기능성 소화불량 증상은 수 년 또는 수십 년 지속되면서 좋아졌다 나빠지길 반복하며 심신의 컨디션에 상당한 영향을 받는다. 따라서 예민한 성격을 여유롭게 고쳐나가는 자세가 필요하다.

기능성 소화불량은 증상에 따라 크게 3가지 패턴으로 분류된다. △식사 후 얼마 안돼 배가 부른 조기 포만감, 더부룩하고 가스가 차며 뱃속이 갑갑한 증상이 주가 되는 위운동 장애군 △위·십이지장궤양처럼 속이 비면 쓰리고 아프다가 음식을 먹으면 가라앉는 궤양 유사증상군 △역류성 식도염처럼 가슴에 열이 나는 느낌이 있고 신물이 올라오는 역류성 식도염 유사증상군 등으로 나뉜다. 이 중 가장 많은 게 위운동 장애군이다. 후자의 궤양 유사증상군과 역류성 식도염 유사증상군은 각각 궤양 및 역류성 식도염과 별개의 질환이다. 이런 3가지 분류에 따라 치료 대책도 달라진다.

기능성 소화불량과 유사한 질환으로 과민성장증후군이 있다. 대장 등 아랫배에 설사나 변비가 흔하고 거북하고 가스가 차는 증상을 나타내는데 소화능력에는 지장이 거의 없는 게 특징이다.

이밖에 위 내용물이 식도로 역류해 염증을 일으키는 역류성 식도염이나 위암, 담석, 간경화 등이 소화불량을 일으킨다.

◎ 치료

위운동 장애군 환자는 위가 꿈틀거리는 운동기능이 저하된 것이므로 이를 증가시키는 위장관운동개선제(prokinetic agent)를 복용하게 된다. 몸에서 위장운동성을 조절하는 주요 물질은 아세틸콜린, 도파민, 세로토닌 등 3가지다. 그러나 아세틸콜린은 전신적으로 작용하기 때문에 인위적으로 분비를 촉진시키면 부작용이 많다. 그래서 위장관운동개선제는 도파민 및 세로토닌 수용체에 작용해 간접적으로 아세틸콜린의 분비를 증가시키는 방법을 쓴다. 위장관운동개선제는 대체로 식사 30분 전에 복용하는 게 가장 효과가 좋다.

벤즈아미드(benzamide) 계열의 도파민(D_2) 수용체 차단제로는 메토클로프라마이드(metoclopramide 동아제약 멕소롱정, 동화제약 맥페란당의정), 레보설피라이드(levosulpiride SK제약 레보프라이드정, 국제약품 레보탈정), 이토프라이드(itopride 중외제약 가나톤정), 클레보프라이드(clevopride 보령제약 크레보릴정, 동화약품 크라볼), 브로모프라이드(bromopride 하나제약 벤트릴정) 등이 있다.

비(非)벤즈아미드 계열로는 돔페리돈(domperidone 동아제약 멕시롱액, 한국얀센 모트리움정, 근화제약 돔페리돈정)이 있다.

선택적 세로토닌 수용체(5-HT$_4$) 촉진제인 모사프라이드(mosapride 대웅제약 가스모틴정) 등이 있다. HT는 hydroxy tryptamine의 약자로 serotonin과 동일한 신경전달물질이다.

* 도파민 수용체 차단제는 위장 윗부분의 장근신경총(장내 근육과 신경이 뭉쳐있는 곳)에 존재하는 D_2수용체를 차단한다. D_2수용체는 식도 하부에서 소장하부에 이르는 위장관에 두루 존재하지만 위장 상부에 집중적으로 분포하면서 아세틸콜린 같은 부교감신경계 신경전달물질의 분비를 억제한다. 따라서 도파민 수용체 차단제를 복용하면 억눌려있던 아세틸콜린의 분비가 증가하면서 위장관이 꿈틀거리며 더 많은 운동을 하게 된다. 또 식부 하부의 괄약근을 긴장시키면서 위산이 식도로 역류하는 증상을 경감시키는 효과도 발휘한다. 기능성 소화불량 환자의 상당수가 위산식도역류 현상을 보이기 때문에 이중의 효과를 기대할 수 있다. 구토를 억제하고 섭식장애를 개선하는 약으로도 널리 처방된다.

메토클로프라마이드는 도파민 수용체 차단제의 장점을 갖고 있으나 부작용도 큰 약물이며 유·소아에게 상대적으로 효과가 약한 게 단점이다. 이 약은 D_2수용체와 D_1수용체를 모두 억제한다. 또 혈류-뇌 장벽(blood-brain barrier:BBB 혈관을 타고 뇌로 유해한 특정 물질이 들어가지 못하기 위해 존재하는 인체내 보호장치)을 통과하기 때문에 중추신경계에서 도파민 수용체를 차단하거나 콜린성 수용체를 자극한다. 중추신경계 도파민 수용체가 차단되면 도파민에 의한 운동신경 조절작용이 훼손돼 파킨슨병처럼 손발을 떨게 되는 부작용(추체외로계 부작용)이 생길 수 있다. 또 중추신경계 D_2수용체를 차단하면 프로락틴(prolactin) 호르몬의 분비가 촉진돼 유즙분비, 남성의 여성형 유방, 성욕감퇴, 졸음, 불안 등을 초래할 수 있다.

게다가 자율신경 부교감신경계의 콜린성 수용체를 자극해 아세틸콜린의 분비가 늘어나면 가벼운 불안 증상에서부터 근육긴장이상 등과 같은 부작용이 복용자의 10~30%에서 나타날 수 있다. 이 약은 소화촉진 및 구토억제 작용이 있어 술 깨는 약으로도 자주 활용되는데 술과 함께 복용하면 오히려 환상, 환각 등 중추신경계 부작용이 올 수 있으므로 술이 어느 정도 깬 후에 먹는 방법이 바람직하다.

돔페리돈은 메토클로프라마이드와 비슷한 효과를 나타내고 특히 위하부와 십이지장의 운동을 증가시켜 위 배출(소화관 운동에 의한 음식물 이동)을 촉진한다. 메토클로프라마이드와 유사한 약리 작용을 가지고 있지만 부작용이 적은 게 장점이다. D_2 수용체에 보다 선택적으로 억제하고, 혈류−뇌 장벽을 통과하지 못해 중추신경계가 아닌 말초신경계에만 주로 작용하기 때문이다. 그럼에도 불구하고 유즙분비 등의 부작용은 나타날 수 있다.

이토프라이드는 도파민 수용체를 차단해 아세틸콜린의 방출을 촉진할 뿐만 아니라 위장관 신경계에서 작용하는 아세틸콜린이 신경절후(神經節後 post synapse)에서 아세틸콜린에스테라제(acetylcholinesterase)라는 분해효소에 의해 곧장 사라지는 것을 막는다. 따라서 적은 양으로도 다른 약과 동등한 효과를 낼 수 있으며 그만큼 부작용도 줄어든다. 유즙분비, 남성형 유방, 성욕감퇴 등의 부작용 발생율은 돔페리돈 복용자의 경우 7~8%(이 중 2~3%는 심각하며 약을 끊으면 1~3개월 만에 증상 정상화)인데 반해 이토프라이드는 0.5%에 불과하다는 통계다. 이토프라이드는 대장에도 작용해 장운동을 촉진시키고 배변도 원활하게 유도해준다.

레보설피라이드는 중추 및 위장관내 장근신경총에 이중적으로 작용한다. 이토프라이드에 비해 중추신경계에 영향을 미치는 정도가 크기 때문에 파킨슨병처럼 손발을 떠는 부작용이 존재한다. 위장관운동 촉진 외에 정신분열증, 우울증, 구토를 억제·진정시키는 효과를 나타낸다.

이들 위장관운동개선제는 기능성 소화불량 외에도 위산식도역류, 위마비증, 변비, 구토증, 섭식장애에도 널리 사용된다. 위장관운동을 촉진하는 효과는 메토클로프라마이드, 돔페리돈, 레보설피라이드, 이토프라이드 등의 순으로 강하다. 메토클로프라마이드와 돔페리돈은 효과가 강하고 값도 싸나 졸음, 불안 등의 부작용이 있어 이토프라이드와 레보설피라이드 등이 점차 많이 처방되고 있다.

 * 세로토닌 수용체 촉진제인 모사프라이드는 도파민 수용체 억제로 인한 부작용을 줄이기 위해 개발된 약이다. 이 약은 도파민 수용체와 전혀 친화력이 없으므로 도파민 수용체 차단제가 갖고 있는 유즙분비나 추체외로계 부작용이 거의 나타나지 않는다.

 모사프라이드는 장근신경총에 존재하는 5-HT_4수용체만을 선택적으로 촉진해 소화관 평활근을 수축시키는 동시에 그 대사물(M1)이 5-HT_2 수용체를 강력하게 억제해 구토증상을 가라앉히는 효과가 있다. 이 때문에 위장관이 잘 꿈틀거리게 하면서도 구토를 억제하는 것으로 보이는데 후자의 기능이 더 강한 것으로 판단되고 있다. 모사프라이드는 하부보다는 상부 소화관에 주로 작용하면서 위산이 식도로 역류하는 빈도와 양을 줄이고 식도를 청소하는 역할도 한다. 따라서 기능성 소화불량과 음식물의 위저류, 위산식도역류가 겹친 데에 효과적이다. 위궤양치료제, 제산제, 위산분비억제제 등과 병용해 사용할 수 있고 식전, 식후 관계없이 자유로운 투약이 가능한 것이 장점이다. 약효는 이토프라이드나 레보설피라이드에 비해 다소 약하며 느린 편이다.

변비(하제)

변비는 젊은 여성이나 노인에게 흔한 것으로 알려졌으나 최근 들어서는 취업을 못한 젊은 남성이나 과외공부로 바쁜 어린이에게도 많이 발생하고 있다. 운동부족, 섬유소 및 수분섭취 부족, 스트레스, 고열량·저섬유질의 인스턴트 및 패스트푸드 식품 섭취 증가 등이 그 원인이다.

◎ 개념

대변이 굳고 양이 적으며 배변 횟수가 드물 때를 말한다. 일반적으로 1회 대변량이 25g 이하, 배변 횟수가 1주 3회 이하이고, 1분 이상 힘을 줘야 배변이 되는 경우를 변비로 규정한다.

◎ 원인

고열량 고지방 인스턴트 음식에 길들여져 섬유소의 섭취가 줄어들고 이에 따라 변의 부피도 감소해서 변비가 일어나고 있다. 영·유아들 역시 모유 대신 젖당과 지방이 많은 분유를 주로 먹고 있어 변비가 많다. 젊은 여성들의 절반이 하고 있는 다이어트도 전반적으로 음식섭취량을 줄여 섬유소 섭취가 부족하게 만들고 있다.

수분 섭취가 적은 것도 주요 요인이다. 물을 적게 마시는 습관은 물론 커피를 자주 마시고 음주를 하고 다이어트 식품이나 약을 복용하는 것이 몸의 수분을 고갈시키고 있다. 카페인, 알코올, 다이어트 제품의 생약 성분은 설사나 배뇨를 촉진해 장에서 수분을 빼앗아가므로 장이 건조해지면서 변비를 유발하는 것이다.

스트레스도 변비의 빼놓을 수 없는 장본인이다. 직장남성들과 가정주부는 바쁜 일과로 배변시기를 놓치고 있다. 업무 스트레스가 강해지면 자율신경의 조화가 깨져 장운동의 리듬이 흐트러져 변비가 나타나게 된다. 어린이들도 예외는 아니어서 일부 내성적인 어린이들은 학업 스트레스와 아울러 학교의 낯설고 불결하며 번잡한 화장실 환경에 적응하지 못해 변비를 겪는 경우가 상당수이다.

또 생리적으로 여성들은 월경 후반기나 임신기간에 여성호르몬의 일종인 프로게스테론의 분비량이 늘어나면서 대장의 운동이 억제되므로 남성보다 변비에 걸릴 위험이 높다.

노인들은 근육이나 신경이 퇴화돼 소화기능과 대장운동이 약해져 있다. 당연히 식사량이 줄고 거친 음식보다 부드러운 음식을 선호하게 된다. 대체로 부드러운 음식에는 식물성 섬유소가 적게 들어있어 변비가 나타나기 쉽다.

◎ 치료

가장 중요한 게 식사요법이고 규칙적인 운동이 병행돼야 한다. 약물요법에만 의존하려는 것은 가장 나쁜 방법이다. 그러나 대부분의 변비 환자, 특히 젊은 여성은 약에만 의존하려는 성향이 강한 게 문제다.

대장의 기능에 이상이 생겨서 발생하는 기능성 변비는 크게 이완성, 경련성, 직장형으로 나뉜다. 이완성 변비는 대장운동이 약해서 생하는 변비로 섬유질의 복용과 대장운동을 증가시키는 하제로 치료한다. 경련성 변비는 대장 근육이 강하게 수축하면서 대변이 앞으로 나가지 못해서 발생하는 것으로 오히려 장운동을 억제시키는 항경련제를 사용해야 한다. 직장형 변비는 직장까지 도착한 변이 항문괄약근의 지나친 수축으로 인해 나오지 못하는 것으로 직장 여성에 흔하다. 변비를 간단하게 생각할 수 있지만 이 같은 증상의 유형, 환자의 연령과 건강상태에 따라 약의 선택이 크게 달라지므로 변비약 복용에 신중을 기해야 한다.

하제(下劑)는 장운동을 촉진해 배변을 유도하는 약으로 효과가 부드러운 완하제(緩下劑)부터 강한 준하제(峻下劑)까지 다양한 것이 있다. 하제는 약한 것부터 써서 점차 강도를 올리되 장기간 사용하면 장 운동이 도리어 무력해지므로 자극성 하제는 2주일 이상 사용하지 않는 게 바람직하다. 여러 종류가 있으나 일반적으로 팽창성 하제나 염류성 하제를 쓴 후 효과가 없으면 자극성 하제, 그 다음에 삼투성 하제를 쓰는 게 원칙이다.

* 가장 무난하게 쓸 수 있는게 팽창성 하제다. 차전자피[psyllum husk 일양약품 무타실산, 영국 약전에는 이스파귤라피(ispaghula husk)], 폴리카르보필(poly carbophil 명문제약 실콘정), 메틸셀룰로스(methyl cellulose) 등이 많이 쓰인다. 차전자피는 차전자 씨앗의 열매껍질을 얇게 벗겨 정제한 것으로 식품에 가깝다. 차전자피의 식물성 섬유소는 자기 부피의 30~40배에 달하는 수분을 머금어 변의 부피를 늘리고 배

변을 유도한다. 팽창성 하제를 복용할 때에는 물을 하루 2~3ℓ 마시는 게 중요하다. 물을 섭취하는 양이 오히려 적으면 변비가 생길 수 있다. 장이 좁아져 있는 장폐색에는 사용해서는 안 된다.

무타실산은 식물성 팽창성 완하제로 심장병이나 당뇨병을 지병으로 갖고 있는 환자에게 쓸 수 있을 정도로 가장 안전하다. 약효가 복용 후 12~24시간 후에 나타나 신속하지 않다는 단점은 있으나 꾸준하게 다량의 물과 복용하면 변비를 많이 개선시킨다. 특히 만성변비, 과민성장증후군, 대장게실, 경련성 대장 등의 주된 치료제 또는 보조치료제로 좋으며 치질, 임신, 병후회복기, 고령으로 인한 변비에도 유익하다. 팽창성 하제는 콜레스테롤 수치를 낮추는 효과도 있으므로 고지혈증 환자에게 한층 유익한 측면이 있다.

* 다음으로 무난하게 쓸 수 있는 게 염류성 하제다. 대표적인 게 수산화마그네슘(삼남제약 마그밀정), 황산마그네슘, 산화마그네슘, 구연산마그네슘 등 마그네슘 염 제제다. 마그네슘은 소장과 대장에서 흡수가 잘 안 되고 대장에서 고농도로 잔류한다. 이에 따른 삼투압차로 인해 대장에는 수분이 많아지고 변이 무르게 된다. 심한 만성변비, 입원환자의 급성변비에 유용하다. 물을 적게 먹으면 혈중으로 흡수되므로 이 약을 복용할 때에는 1컵 이상의 물을 먹어야 한다.

그러나 신부전환자에게 사용하면 고마그네슘혈증이 발생하고 일반인도 자주 쓰면 저혈압, 근력약화 등의 부작용이 나타날 수 있다. 또 다른 염류성 하제인 인산나트륨 관장액은 일부 약국에서 장을 청소한다는 목적으로 사용해 관장 및 설사를 유발시키고 있는데 상습적인 사용은 매우 위험하다. 잦은 설사는 체액 및 전해질의 균형을 깨뜨리기 때문이다.

* 염류성 하제 다음으로 쓸 수 있는 게 자극성 하제다. 장관벽의 신경총을 자극해 대장수축을 촉진하고 대장 및 소장의 수분 흡수를 감소시

켜 변을 배출시킨다. 시판중인 약품들이 대부분 이에 속한다.

국내서 가장 많이 팔리는 한국베링거인겔하임의 '둘코락스-에스정'는 장점막을 자극해 배변을 촉진하는 비사코딜(bisacodyl)과 지방과 변을 잘 섞어 변을 부드럽게 하는 계면활성제(연화제) 성분인 도큐세이트(docusate)가 혼합된 제품이다. 위에서 녹지 않고 장에 도달해서 작용해야 하므로 장용정(腸溶錠)으로 나오고 있다. 우유나 제산제와 같이 먹으면 위산을 중화시켜서, 씹어 먹으면 위산에 의해 약물이 녹으므로 물로 알약을 삼켜먹어야 제대로 효과가 난다. 도큐세이트는 항문 수술이나 심근경색으로 인해 변이 딱딱하게 굳어서 배변시 통증을 느낄 때 사용하면 좋다.

다른 자극성 하제로는 비사코딜과 안트라퀴논(anthraquinone)계 생약 성분인 센나(senna), 알로에(aloe), 카스카라사그라다(cascarasagrada), 프랑굴라(frangula) 등과 백굴채(진경), 울금(이담) 등을 배합한 코오롱제약의 '비코그린정'과 차전자피에 센나를 더한 부광약품의 '아락실과립'이 있다.

이들 자극성 하제는 간헐적으로 변비가 나타날 때 취침 전 복용함으로써 효과를 볼 수 있다. 하지만 자극성이 강해 2주 이상 지속적으로 사용하면 장의 긴장 수축상태가 지나치게 되어서 나중엔 도리어 변이 나오기 힘들어진다. 효과를 보려고 더 많은 양의 변비약을 복용하게 되면 복통이 나타나고 장관벽의 신경세포가 파괴·변질되며 장점막이 퍼지면서 장운동이 무기력해진다.

또 자극성 하제(특히 비사코딜과 센나)를 장기간 또는 과량 사용하면 의존성이 생긴다. 이에 따라 칼륨 소실과 같은 전해질 불균형, 지방변, 설사, 골연화증, 비타민 및 무기질 결핍 등이 일어나고 심하면 우울증, 성격변화, 신경성 식욕부진까지 나타나는 등 '하제남용증후군'에 빠질 수 있다. 특히 임산부는 유산을 일으킬 수 있으므로 결혼 전에 자극성 하제를 자주 복용한 여성들은 임신하기 전에 변비부터 치료해야 한다.

피마자유(아주가리기름 castor oil)는 강한 자극성 하제로 ricinoleic acid라는 지방산을 80% 이상 함유하고 있다. 장관액의 분비를 자극하여 배변을 유도한다. 자체 독성은 약한 편이나 장기간 사용하면 피부나 장에 부작용을 유발할 수 있으므로 피한다.

연화제인 도큐세이트는 변의 지방 성분과 수분이 잘 섞여지게 하는데 복용 후 1~3일째에 효과가 나타난다. 위장관 또는 간에서 다른 약물의 흡수를 증가시켜 약물의 작용과 함께 독성을 증가시킬 우려가 있다.

* 삼투성 하제로는 락툴로스(lactulose 중외제약 듀파락시럽), 락티톨 (lactitol 한국벡스팜제약 락티톨산), 마크로골(macrogol 안국약품 폴락스산) 등이 있다.

락툴로스는 갈락토스(galactose)와 과당(fructose)이 1분자씩 결합한 복합 이당류로 셀룰로오스처럼 소화가 잘 안된다. 반면 젖당은 갈락토스 2분자가 결합한 이당류로 우유처럼 소화가 된다. 이 약은 상부 위장 관에서는 분해·소화·흡수되지 않고 대장에 도달해야 비로소 분해된다. 이에 따라 락툴로스가 분해돼 유기산이 생성되면 대장내 pH가 낮아지고 삼투압이 올라가 장에 수분이 증가하고 연동운동이 촉진되면서 배변이 용이해진다. 락툴로스 성분은 장에서 유산균의 먹이가 돼 장 기능을 증진하는 효과까지 겸하고 있다. 대장 안을 산성화시키므로 배설되지 않은 암모니아 가스(NH_3)를 암모늄(NH_4^+)이온으로 전환시켜 체외로 배출한다. 따라서 만성간염으로 인해 장에서 생긴 암모니아성 유해물질이 해독되지 못하고 간문맥을 타고 뇌로 올라가 일으키는 간성(肝性) 혼수를 개선할 수 있다.

락툴로스는 습관성 변비, 노인성 변비, 유·소아의 변비, 임신중 및 분만 후 변비, 모르핀(morphine) 계열의 마약성 진통제나 항암제인 빈 크리스틴(vincristine) 등의 약물복용에 의한 변비 등에 두루 좋다. 대다수 환자는 이 약의 아주 단맛 때문에 기피하는 경향이 있으므로 물이나 주스에 타서 희석시켜 먹는 것이 권장된다.

이밖에 삼투성 하제로는 글리세린(glycerin), 소르비톨(sorbitol) 등이 있으며 25~30% 용액을 직장으로 투입한다.

* 윤활성 하제로는 광유(鑛油 mineral oil)가 있다. 장관에서 수분 흡수를 지연시켜 배변을 유도한다.

* 관장약·통변제(bowel evacuants)로는 한국파마 '솔린액오랄에스 내복액'과 한국메디텍제약 '콜론라이트산'이 장을 비우는 약으로 위장관수술 및 내시경검사를 위한 사전 처지 약물로 쓰인다.

* 일반적으로 임산부 변비에는 팽창성 하제나 마그네슘 성분의 제산제를 복용한다. 노인성 변비나 장운동이 부족하여 발생한 변비에는 팽창성 하제 및 락툴로스와 함께 장운동촉진제인 메토클로프라마이드(metoclopramide 동아제약 멕소롱정, 동화약품 맥페란당의정), 돔페리돈(domperidone 동아제약 멕시롱액, 한국얀센 모트리움정, 근화제약 돔페리돈정) 등이 권장된다. 국내에는 빠른 약효를 노리기 때문인지 이같이 다양한 변비치료제들을 단계적으로 쓸 수 있는 단일 성분의 약이 상대적으로 부족하고 여러 성분을 함께 혼합한 약품들이 더 많아 아쉽다.

* 변비에 가장 중요한 게 식사요법이다. 섬유소와 물을 많이 섭취하는 게 기본이고 패스트푸드, 진한 고기국물 등을 삼가는 게 바람직하다. 섬유소를 섭취할 때는 배추김치, 총각김치처럼 질긴 것은 별로 도움이 되지 않는다. 질긴 채소는 살짝 삶아 먹는 게 바람직하고 양배추, 당근, 고구마, 양상추처럼 부드러운 채소가 변비에 좋다. 변비 환자에게는 하루에 25~30g의 섬유질 섭취가 권장된다.

대체로 단 음식은 대장운동을 저하시켜 대체로 변비에 좋지 않다. 흑설탕이나 조청 등은 장내 유산균의 증식을 도우므로 이롭다고 주장하는 이도 있으나 그렇지 않다는 반론도 있다. 종합하건데 감미료 가운데서도 백설탕이나 인공감미료는 도움이 되지 않거나 해롭고 흑설탕이나 조청 등은 다소 나을 것으로 추론된다.

* 변비에 대한 4가지 오해

1. 운동량을 늘리면 변비가 해소된다 ⇒ 노인성 변비나 젊은층의 심한 변비는 복합적 대처 필요
2. 식이섬유를 섭취하면 변비가 치료된다 ⇒ 심한 변비에는 과다섭취가 배변시간 지연 등 증상 악화
3. 물을 많이 마시면 변비가 나아진다 ⇒ 중증엔 수분 섭취만으로 증상 호전 한계
4. 숙변이 체내에 독소로 작용한다 ⇒ 근거없고 빈번한 장세척은 장을 무기력화

설사(지사제)

설사는 크게 바이러스나 세균에 의한 것과 그렇지 않은 것으로 나뉜다. 더위가 서서히 기승을 부리기 시작하는 늦봄부터는 집단급식이나 잔칫집 행사에서 부패된 음식을 먹고 병원성 설사(식중독)가 일어나므로 주의해야 한다. 비(非)병원성 설사는 원인이 다양한데 그에 따라 복용할 약물도 완연히 다르다. ▶▶ **식중독 및 기능성소화불량 참고**

◎ 원인

비(非)병원성 설사는 △찬 음식을 먹거나 배를 차게 내놓고 지내다가 인체 소화기능이 떨어지는 경우 △여행지에서 물을 갈아 마셔 물속의 전해질이 평소 자기 인체상황과 적합하지 않은 경우(여행자설사) △특정 약물(마그네슘 성분의 제산제, 항생제 등)이나 음식(특히 우유의 젖당, 술 속의 알코올, 카페인, 계란, 육류)에 대해 알레르기 반응 또는 이상반응을 보이는 경우 △특정 질환(과민성장증후군, 염증성장질환, 내분비질환, 대장암, 급·만성 위장염)에 걸린 경우다.

여름철에 즐겨 찾는 맥주나 카페인 등은 대장의 운동을 지나치게 활발(항진)하게 만들고 지방흡수를 방해함으로써 설사를 일으킨다. 흔히 과음한 다음날, 특히 고기안주를 먹었을 때 설사를 하는 것은 이 같은 이유다.

우유에 함유된 젖당(乳糖 lactose)은 젖당분해효소가 선천적으로 결핍된 사람이 복용할 경우 설사를 일으키게 된다. 껌, 사탕, 구강청정제, 약물, 음료 등의 단맛을 내는 데 쓰이는 솔비톨(sorbitol), 아스파탐(aspartame) 등의 인공감미료도 흡수장애를 일으켜 더러 설사를 유발할 수 있다.

* 설사는 다시 의학적 메카니즘 관점에서 크게 삼투성, 분비성, 삼출성, 장 운동성, 장점막 손상 등으로 분류된다.

삼투성 설사는 유당, 마그네슘, 상해서 화학적으로 변성된 음식, 차가운 음식 등 소화관 내 흡수되지 않는 물질이 과도하게 축적돼 장내 삼투압이 상승함으로써 장점막으로부터 수분이 강제적으로 끌려 나오는 경우다. 장내 수분량이 증가하면서 설사가 일어난다. 대장검사를 위하여 마그네슘염이 함유된 설사약을 먹거나, 우유제품을 제대로 소화시키지 못하거나, 과식한 경우에 주로 나타나는데 대부분 1ℓ 미만의 설사를 하는 것이 보통이다. 이 경우는 삼투작용을 하는 물질을 섭취하지 않으면 자연히 회복된다. 설사할 때 물을 먹으면 장내 수분량이 증가하여 설사가 더 심해지지만, 설사로 삼투작용 물질을 배설하게 되면 자연히 회복되므로 그리 문제가 되지 않는다. 하지만 설사로 탈수현상이나 전해질 이상이 초래된 경우에는 적절한 수분과 전해질(미네랄)을 섭취하여야 탈수로 인한 치명적인 저혈압이나 쇼크 현상을 예방할 수 있다.

분비성 설사는 소화기에서 수분 흡수가 안 될 뿐만 아니라 오히려 소화관에서 수분과 소화액 분비가 더 많아진 경우에 나타난다. 소장, 췌장에 질병이 생겼거나 콜레라, 이질 등에 감염된 경우가 대표적이다. 점막 세포의 아데닐사이클라제(adenyl cyclase)라는 효소가 활성화돼 신경전 달물질의 일종인 cyclic AMP(c-AMP) 생성이 증가하면 과도한 수분이 분비돼 설사가 일어난다. 콜레라 독소(cholera toxin)는 대표적인 분비 성 설사 원인 물질이다. 설사량도 매우 많고 금식을 하더라도 설사가 멎 지 않는 것이 특징이다. 탈수현상과 전해질의 이상이 빈번히 초래되기 때문에 설사를 하더라도 조속히 수분과 전해질을 공급해야 한다. 가능 한 맹물보다는 염분(콩나물국 등)과 당분(꿀물 등)을 함께 섭취하는 것이 좋다.

삼출성 설사는 궤양이나 염증 부위에서 삼출되는 여러 물질에 의해 발생한다. 분비성 설사의 일종으로 볼 수 있다.

장 운동성 설사는 장운동이 증가하게 되면 소장점막에서 수분을 흡수 할 시간적 여유가 줄어들어 대장 내 많은 양의 수분이 유입되고 대변 내 수분량이 많아져 일어나는 설사다. 과민성장증후군이나 당뇨병에 의한 설사 등이 여기에 속한다. 실제 설사환자의 대부분이 과민성장증후군이 다. 대부분 설사량은 많지 않고, 단지 횟수가 증가하는 경우가 많아 탈 수 및 전해질 이상은 잘 생기지 않는다. 이 경우 수분을 섭취하게 되면 대변 내 수분이 더욱 증가되어 설사가 더 생긴다.

장점막의 손상에 의한 설사는 수분 흡수의 일차 관문인 장점막이 제 기능을 하지 못해 대변 내 수분이 증가하거나, 이차적으로 장의 운동이 증가하여 설사가 생긴다. 이질 등의 장염에 의한 경우가 대표적이다. 설 사와 더불어 혈변과 고열 등이 동반되며, 탈수 및 전해질 이상 등이 초래 되므로 전문적인 진료가 필요하다. 이 경우 물을 먹게 되면 흡수가 제대 로 되지 않아 설사를 더 초래할 수 있다. 탈수 및 전해질 이상이 심한 경 우 우선 정맥으로 수액제를 주사하는 요법이 필요하고 이것이 당장 불가능하다면 이온음료를 섭취함으로써 저혈압, 쇼크 등을 방지할 수 있다.

◎ 증상

설사는 질병이라기보다는 하나의 증상이다. 배변 횟수가 하루 3차례 이상이고, 하루에 약 200g 이상의 묽은 변을 보는 것을 말한다. 정상적인 성인은 대체로 하루에 10ℓ의 수분 및 소화액 십이지장을 통과한다. 이 중 8~9ℓ가 소장에서 흡수되며, 나머지는 대장에서 대부분 흡수된 다음 단지 0.1ℓ의 수분만이 대변에 섞여 몸 밖으로 나간다. 이런 일련의 과정에서 위장관의 수분 분비가 증가하거나 수분 흡수에 장애가 생기면 설사가 나타난다.

사람은 보통 하루에 1~2ℓ의 물을 마시지만 그보다 훨씬 많은 액체가 인체 내부에서 분비되고 흡수되는 것이다. 보통 1ℓ 미만의 물이 설사로 유실되며 그 이상이면 위험하다. 설사가 반드시 나쁜 것만은 아니다. 우리 몸에 해로운 세균이나 독소를 배출하려는 자연스런 생리현상이기도 하다. 따라서 웬만한 설사 증상에 지사제를 써서 인위적으로 막으려 하면 더 큰 문제가 생길 수 있다.

◎ 예방과 치료

배를 따뜻하게 하고 규칙적인 운동을 하는 게 도움이 된다. 각자 설사를 일으키는 음식이나 약물을 피하는 게 좋다.

통상 급성 설사의 90% 이상은 증상이 경미해 저절로 회복된다. 세균성 설사가 아닌 경우에는 금식을 하거나 가벼운 음식으로 식사를 유지한다. 그럼에도 효과가 없으면 지사제를 쓰거나 단순한 수액치료를 한다.

그러나 설사와 함께 혈변, 고열, 두통, 몸살 등이 지속되면 전문의의 진단을 받아보는 것이 좋다. 출혈성 설사나 지속적인 설사로 탈수증이 나타나고 적절한 치료에도 불구하고 복통 등이 4~5일이 지나도 좋아지지 않으면 감염에 의한 염증성 설사일 가능성이 높다. 이럴 때 지사제를 함부로 복용하면 장내 세균이나 독소의 체외 배출이 지연되므로 주의해야 한다.

설사에서 수분 보충은 특히 중요하다. 설사가 심해 몸의 수분이 다량 빠지면 목숨이 위험할 수도 있기 때문이다. 급성 설사를 할 때 보충하는 적절한 음료의 조성은 대략 1ℓ의 물에 소금 3.5g, 설탕 40g, 염화칼륨 1.5g을 섞은 것이다. 이를 보다 구체화하면 끓인 물이나 보리차 1ℓ에 찻숟갈로 설탕 4숟갈, 소금 4분의 3숟갈, 중탄산나트륨(중조) 1숟갈, 오렌지주스 1컵(염화칼륨 대용)을 타서 마시면 몸에 잘 흡수된다. 대용품으로 스포츠 이온음료를 마실 수도 있으나 더 나을 것은 없다. 마실 양은 목이 마르지 않을 정도면 되고, 음식이 설사의 원인이 아닌 경우에는 특별히 금식할 필요가 없다. 복통이 심할 때는 뜨거운 물을 넣은 병이나 따뜻한 찜질팩을 아픈 부위에 대면 도움이 될 수 있다.

* 약물로는 장을 깨끗하게 하는 정장작용과 설사를 멎게 하는 지사작용이 모두 있는 정장지사제가 좋다. 동성제약 '정로환당의정'과 대웅제약 '스멕타산·현탁액'가 대표적이다.

정로환은 물과 음식을 갈아 먹은 후, 음주 후 설사, 식체, 묽은 변, 토사에 효과가 있다. 정로환의 성분 중 크레오소트(creosote)의 강한 냄새 때문에 복용하기가 역겨웠으나 요즘은 장에서만 녹는 장용정으로 제조하여 단점을 보완했다.

스멕타는 장점막에 달라붙어 설사를 일으키는 병원균과 독소를 흡착하고 손상받은 장벽을 메우고 아물게 하는 디옥타헤드랄 스멕타이트

(dioctahedral smectite)가 들어있다. 약성이 부드럽고 체내에 흡수되지 않아 소아, 유아, 노인 등에 사용하기가 좋다. 설사, 복통, 더부룩함을 호소하는 과민성장증후군에도 효과가 있다. 이 약을 복용 후 급성 설사의 경우 하루 정도, 과민성장증후군은 3~4일 정도 지나면 대개 개선효과를 느낄 수 있다.

  * 유산균 제제는 정장(淨腸)을 위한 약으로 주로 사용된다. 균교대증(항생제로 인해 장내 정상적 균의 분포 구도가 바뀜), 결핵약 장기복용 등 각종 항균제 투여시 일어나기 쉬운 설사, 가스 참, 위장장애를 예방할 수 있다. 오래된 대장염도 유산균으로 좋아질 수 있다. 장운동억제제를 쓰면 변의 장내 정체로 부패, 감염이 유발되므로 이를 완화시키기 위해서도 유산균 제제가 유용하다. 그러나 유산균만으로 충분한 정장효과를 내려면 지속적인 투여가 필요하고 급성 설사시에는 빠른 효과를 기대하기 어렵다. 또 유산균이 비록 항생제에 대해 내성을 갖고 있는 정상균이라고 해도 섭취한 양 중 얼마가 장에 도달하는지 가늠하기 어렵기 때문에 적정한 복용량을 예측하기 어려운 것도 한계다.

  많이 쓰이는 제품으로 한독약품 '미야리산'(Clostridium butyricum miyari), 동화약품 '락테올캅셀'(Lactobacillus acidophilus), 일동제약 '비오티스정'(Lactobacillus sporogenes), 현대약품 '가란타제산'(β-galactosidase), 대화제약 '마이세스에스캅셀'(Saccharomyces cervisiae), 아주제약 '정장생캅셀'(Bacillus lichenformis), 바이넥스 '비스칸정'(Bacillus polyfermenticus), 대우약품 '비오딘에스캅셀'(biodiasmin), 바이넥스 '비스루트정'(bispan), 한림제약 '이알정'(Streptococcus faecalis) 등이 있다.

  복합제로는 일동제약 '락토메드정'(Streptococcus faecalis＋Lactobacillus bifidus＋Lactobacillus acidophilus), 한미약품 '메디락베

베정'(Bacillus subtilis+Streptococcus faecium+비타민) 등이 있다. Bacillus, Lactobacillus, Streptococcus, Clostridium 등 여러 가지 속(屬)의 유산균이 두루 섞인 제품이 좋다.

* 수렴성 지사제는 염증이 있는 소화기 점막의 단백질과 결합해 피복을 입히는 동시에 소염작용을 한다. 차질산 비스머스(bismuth subnitrate)성분은 이 같은 기능과 함께 대장내 음식물 부패발효로 발생하는 황화수소(H_2S)가스와 결합해 발효가스에 의해 장 운동이 심해지는 것을 막는다. 비스머스를 복용하면 변이 검어지는데 놀랄 필요는 없다. 탄닌산 알부민(albumin tannate)성분은 소장에서 탄닌산이 유리되어 나와 염증 부위의 단백질과 결합한다.

아타풀자이트(attapulgite 건일제약 파마소브정·현탁액)은 강한 흡착작용이 있어 장관이상 유해물질, 수분, 세균, 가스, 약물 같은 설사유발 물질에 의해 설사가 났을 때 이를 제거할 목적으로 사용할 수 있다. 의외로 효과가 좋다. 흡착제로는 이밖에 약용활성탄(charcoal activated), 카올린(kaolin), 펙틴(pectin) 등이 쓰인다.

* 급·만성 설사를 멈추게 하는 지사제는 합성 마약 유사체인 로페라마이드(loperamide 한국얀센 로페린캅셀·시럽)가 대표적인 약품이다. 위장관 벽에 작용해 장 연동운동(주로 결장과 소장)을 억제한다. 또 장 내 용물의 장관 통과시간을 연장하고 장의 분비작용을 억제하여 수분과 전해질의 체내로 재흡수되는 비율을 높이는 약이다. 이런 기능에 힘입어 보통 복용 후 2일 이내에 지사효과가 나타나며 만족할 만큼 효과를 보면 즉시 투약을 중지한다.

로페라마이드는 7세 이하 어린이, 임산부에게 투여시 주의하여야 하며 약을 2일간 계속 복용해도 효과가 없으면 병원을 찾아가야 한다. 감염과 염증성 질환에 의한 설사가 아니라면 얼마든지 쓸 수 있고 대장균

감염 등에 의한 경미한 설사에도 사용 가능하다. 고열이나 혈변이 없는 여행자설사(traveler's diarrhea)에도 항생제와 병용할 수 있다. 그러나 로페라마이드가 독성 물질의 배출을 가로 막을 수 있으므로 급성식중독 등 감염에 의한 설사에는 사용하지 않는 게 원칙이다.

여행자설사란 객지에 가서 기후나 풍토에 적응하지 못해 물이나 음식을 갈아먹은 후 일어나는 경미한 복합성 설사로서 하루에 4~5회 설사를 하게 되며 열대지방 여행객의 30~40%가 경험하게 되는 질환이다. 증상이 나타났을 때 항생제를 투여하면 묽은 변이 멎고 배변 횟수가 감소하는 효과를 얻을 수 있다. 건강한 사람에게 예방적 차원에서 항생제를 투여하는 것은 권장되지 않으나 에이즈, 위 수술 경험자, 위궤양 치료제인 프로톤펌프억제제 장기 복용자, 인슐린을 맞는 당뇨병 환자, 암 환자, 염증성 장질환 환자 등처럼 면역력이 취약하고 소화기 기능이 떨어진 환자에게는 어느 정도 필요하다. 박트림, 퀴놀론계 항생제, 비스머스제제 등이 항생제요법으로 권장된다.

이밖에 장 운동을 억제하는 약으로는 부교감신경을 차단하는 스코폴리아 추출물(Scopolia ext), 아편의 주성분인 모르핀(morphine), 아편 추출물(opium tincture) 등이 있다. 스코폴리아 추출물의 아트로핀(atropine) 등의 성분은 장 운동 및 장액분비를 억제하고 진경, 진통 작용이 있어 설사를 멎게 한다. α_2 교감신경을 흥분시키는 리다미딘(lidamidine 고려제약 리다민캅셀)도 지사제로 쓰인다.

로페라마이드를 비롯한 이런 지사제들은 설사시 우선 복용하고 다시 설사가 나면 한 번 더 복용할 수 있다. 설사가 없으면 복용하면 안 된다. 장 운동이 너무 억제되면 변비가 생길 수도 있기 때문이다.

* 분유나 우유 때문에 소화불량성 설사를 할 때에는 유당 분해를 도와주는 효소인 베타갈락토사이다제(β-galatosidase 현대약품 가란타

제산, 대웅제약 락타제산)제제를 복용한다.

* 살균방부제는 감염성 설사에 대해 살균 방부 작용을 나타내는 성분이다. 베르베린(berberine)은 황백과 황련에 들어있는 주된 알칼로이드(생약에 들어있는 질소 함유 활성물질)로 황색포도상구균, 이질균, 콜레라균, 병원성 대장균, 살모넬라균 등에 항균작용이 있고 콜레라균 및 대장균의 내독소(enterotoxin)에 의한 소장 내 수분 및 전해질 분비 항진을 억제하여 지사, 정장 효과를 발휘한다. 장내 부패균의 발효와 장 연동운동을 억제하는 효과도 있다.

아크리놀(acrinol)은 연쇄상 구균, 포도상 구균, 웰치균, 임균 등에 대해 정균 및 살균 작용을 한다. 니푸록사자이드(nifuroxazide 부광약품에세푸릴캅셀 · 현탁액)는 설사를 일으키는 대부분의 병원성 세균에 대해 정균(靜菌) 및 살균 작용을 나타낸다.

어린이들의 설사에는 진경 · 수렴작용이 있는 탄닌산 베르베린(berberine tannate), 장내 독물을 흡착하는 카올린(kaolin), 펙틴(pectin) 성분이 복합적으로 들어있는 일동제약 '후라베린큐시럽'이 정장지사제로 두루 처방된다. 녹십자의 '백초디에스시럽'은 감초, 인삼, 용담, 아선, 계피, 황금, 황련, 황백 등과 같은 소화 정장 촉진 생약성분을 모아놓은 것으로 부담이 없고 효과가 있어 약국에서 일반약으로 많이 팔린다.

* 일반적인 설사 외에 특발성 원인에 의한 만성설사도 있다. 염증성 장질환에 의한 설사에는 스테로이드 제제(corticosteroids), 아미노살리실산(aminosalicylic acid)유도체를 쓴다. ▶▶ 궤양성 대장염 참고

유당분해효소가 결핍된 사람은 유제품을 섭취하지 않는다. 복강 질환자는 밀가루식품 등 글루텐(gluten)이 함유된 제품을 먹지 않는다. 글루텐은 밀가루 가운데 물에 녹지 않고 동양인에게는 잘 소화되지 않는 성

분으로 가스를 만들어 배를 팽창시키므로 복강에 병이 생긴 환자에게는 좋지 않다.

위장관운동이 심한 설사 환자는 차전자피와 같은 팽윤제를 써서 장내 수분을 빨아들임으로써 설사를 개선하는 방안을 모색할 수 있다. 담즙 염 흡수장애가 의심되는 설사에는 콜레스티라민(cholestiramine 보령 제약 퀘스트란현탁용산)을 투여한다.

식중독

　식중독은 세균, 바이러스, 기생충 등으로 오염된 음식을 먹거나 음식에 들어있는 특정 물질에 의해 일어나는 설사, 복통, 구토 등을 말한다.

　장염은 주로 대장에 발생한 염증을 말하며 때로는 소장에도 함께 염증이 오는 경우가 있다. 장염이 나타나면 위 기능도 떨어질 수 있어 구토 등의 위·식도 증상이 동반될 수 있다. 장염은 크게 급성과 만성으로 나뉘는데 식중독은 보통 급성 장염을 일컫는 것으로 음식물에 있는 독소나 세균 등이 장으로 들어가 병을 일으키는 것이다.

　식중독과 장염을 꼭 짚어 구분하기는 어렵지만 일반적으로　음식물을 섭취한지 72시간 내에 발병하면 식중독이고 그 이후에 증상이 나타나면 음식물과 상관이 덜한 것이므로 장염으로 구분할 수 있다. ▶▶ 설사 및 기능성 소화불량 참고

◎ 원인

　병원체에 의한 식중독은 △세균자체가　문제를　일으키는　감염형(병

원성 대장균 Escherichia coli, 장염 비브리오 Vibrio parahaemolyticus, 살모넬라 Salmonella typhimurium 및 Salmonella enteritidis, 이질 Shigella dysenteriae, 여시니아 Yersinia enterocolitica, 캄필로박터 Campylobacter jejuni) △균이 분비한 독소가 문제를 일으키는 독소형 (황색포도상구균 Staphylococcus aureus, 보툴리눔균 Clostridium botulinum, 콜레라 Vibrio cholera) △감염형과 독소형이 섞인 혼합형 (바실러스 세레우스균 Bacillus cereus) 등으로 나뉜다 이밖에 장티푸스 (Salmonella typhi), 결핵균(Tubercle bacillus), 장내 바이러스(entero virus, rota virus 등), 아메바, 진균 등에 의해 감염성 장염이 일어난다. 모두 고온다습하고 불결한 환경에서 잘 발생하므로 항상 위생에 신경을 써야 한다.

독소형 식중독은 세균이 만든 독소에 의해 식중독이 일어나는 것으로 통상적인 조리온도에서 끓이면 세균은 죽지만 독소는 파괴되지 않아 식중독을 유발한다. 감염형 식중독은 독소형 식중독보다 잠복기가 좀 더 길며 설사는 덜하다. 열이 나는 등의 전신 증상이 있고 대변에 섞인 백혈구나 혈액 등을 조사해보면 염증성 변화를 확인할 수 있다.

이와 별개로 단순성 장염은 스트레스, 폭음, 폭식, 음식·약물 알레르기에 의해 나타나며 식사요법, 약물요법, 수액주사 등으로 비교적 쉽게 치료된다.

◎ 치료

식중독이나 심한 장염은 고열, 복통, 구토, 설사가 주된 증상이며 심한 탈수로 인해 쇼크에 빠질 수 있다. 장염이 오래가면 잘 먹지 못하고 먹어도 소화와 흡수에 장애가 생겨 영양실조에 빠지므로 응급처치가 필요하다.

일반적으로 식중독에 걸렸을 때 음식을 먹으면 설사가 더 심해지는 경우가 많기 때문에 하루쯤 금식하고 수분을 충분히 섭취해 탈수를 예방해야 한다. 끓인 물이나 보리차 1ℓ에 찻숟갈로 설탕 4숟갈, 소금 4분의 3 숟갈, 중탄산나트륨(중조) 1 숟갈, 오렌지주스 1 컵을 타서 마시면 몸에 잘 흡수된다.

세계보건기구(WHO)는 물 1ℓ에 포도당 20g, 염화나트륨 3.5g 중조 2.5g 염화칼륨 1.5g을 탄 것을 경구용 수액제로 권하고 있다. 오심, 구토가 심해 수액을 먹기 곤란하거나 의사 판단으로 전해질과 영양분을 신속히 공급할 필요 있을 때에는 정맥주사를 실시한다.

종전에는 식중독 환자에게 절대적인 금식을 권했으나 최근에는 환자가 요구하면 어느 정도 칼로리나 전해질이 포함된 물을 조금씩 자주 먹는 것을 추천하고 있다. 다만 급성기에는 우유나 유제품, 야채 같은 고섬유질 음식, 지방 음식, 신 음식, 커피 · 코코아 · 콜라 등 카페인 함유 자극성 음료는 삼가야 한다.

음주도 물론 금물이다. 설사가 줄어들면 미음이나 쌀죽 등 기름기가 없는 담백한 음식부터 섭취한다. 심하게 반복될 경우에는 하루 정도 음식물 공급을 중단하고 미지근한 차나 이온음료로 수분을 섭취한다. 상태가 호전되면 유동식을 먹는다. 혈압이 떨어질 수 있으므로 다리를 높이고 머리를 낮춘다.

* 항생제요법은 이질, 콜레라, 장티푸스 등에 의한 식중독에는 사용할 수 있으나 독소형 식중독에는 효과가 의문시되므로 의사의 판단에 따라 실시한다. 식중독 등 병원균에 의한 설사에는 트리메토프림-설파메톡사졸(trimethoprim-sulfamethoxazole 한국로슈 박트림정, 일동제약 시노트림정, 동화약품 유프린정, 삼일제약 셉트린정, 한미약품 티에스정),

시프로플록사신(ciprofloxacin 바이엘헬스케어 씨프로바이정)을 사용하여
균을 없애야 한다.

여름철에 해외여행을 계획하고 있다면 출국 전 여행자설사를 예방하
는 약을 복용하는 것이 좋다. 특히 위생시설이 좋지 않은 지역에서 음식
이나 음료수를 먹을 때 주의를 요한다.

예방 목적으로 박트림을 하루에 두 번씩 총 2정을 14일간 복용하고,
치료시에는 하루에 두 번씩 총 4정을 5일간 복용한다. 증상이 심한 경
우에는 하루 3회, 총 6정까지 복용량을 늘릴 수 있다.

병원성 식중독에는 이밖에 클린다마이신(clyndamycin 한국화이자 크
레오신 캅셀), 린코마이신(lincomycin 유유 린코신캅셀), 겐타마이신
(gentamycin 국제약품·근화제약 겐타마이신주), 페니실린·세팔로스포
린·테트라사이클린 계통의 광범위 항생제가 처방된다.

그러나 이런 약물을 복용 또는 주사한 후에도 여전히 점액, 피가 섞인
설사가 날 때에는 클로스트리디움(Clostridium difficile)이라는 세균이
원인인 '위막성(僞膜性) 대장염'(腸毒血症)을 의심하여야 한다. 클로스트
리디움을 박멸하기 위해 반코마이신(vancomycin 한국릴리 반코신캅셀)
이란 특별한 항생제를 써야 한다.

아메바성 이질에 의한 식중독에는 메트로니다졸(metronidazole 한일
약품 후라시닐정), 니푸록사자이드(nifuroxazide 부광약품 에세푸릴캅셀)
등이 특효다.

지아르디아 감염증(Giardiasis)에는 오르니다졸(ornidazole 또는 5-
nitroimidazole 한국로슈 티베랄정·주)이 유일한 약이다. 지아르디아는
상수도 처리하기 전 계곡수에 사는 기생성 원충 가운데 편모충류의 일
종으로 야영자, 사냥꾼, 낚시꾼들이 이 미생물이 든 식수를 먹고 감염될
수 있다. 각종 세균의 과잉성장으로 추정될 때에는 테트라사이클린

(tetracycline 종근당 테라싸이클린캅셀)을 투여한다.

항생제를 장기적으로 복용할 경우 항생제가 인체에 이로운 장내 정상 세균총(여러 균들이 균형을 이룬 안정적인 상태)까지도 없애 설사를 일으키기 때문에 유산균 제제를 추천한다.

일동제약 '비오비타', 한미약품 '메디락', 동화약품 '락테올', 한독약품 '미야리산', 대웅제약 '아기락' 등이 대표적이다. 유산균 제제는 정장 효과뿐만 아니라 유해균을 억제하는 작용까지 있어 식중독 및 장염에 의한 설사, 변비, 묽은 변, 복부팽만감, 장내이상발효, 식욕부진, 이유기 소아와 편식하는 어린들의 영양장애 등에 사용한다. 유산균 제제는 음식물과 뒤섞이면 효과가 떨어지므로 공복에 복용하는 게 가장 좋고 약간의 물을 같이 먹으면 더 효과적이다. 유산균 음료는 위산에 불안정하기 때문에 식후에 먹는 게 상식으로 알려져 있지만 유산균 제제는 위산에 대한 보호 장치가 마련돼 있으므로 그렇지 않다.

* 설사를 멎게 하는 지사제, 복통을 가라앉히는 진경제는 장운동을 저하시켜 식중독 유발 세균의 배출을 막고 회복을 늦추므로 삼가고 필요성이 인정될 때만 사용한다. 지사제로는 로페라마이드(loperamide 한국얀센 로페린캅셀 · 시럽), 진경제로는 히요신[hyoscine 또는 scopolamine butylbromide 한국베링거인겔하임 부스코판당의정 · 다투라엽(미치광이풀) 생약에서 추출하거나 합성]이 대표적이다.

설사, 복통이 수반되는 설사, 식체, 식중독, 묽은 변, 토사 등에는 베르베린(berberine), 아크리놀(acrinol), 차질산비스머스(bismuth subnitrate), 스코폴리아 추출물(scopolia extract) 등이 함유된 청계약품 '몰바렌-씨캅셀'이나 베르베린, 아크리놀, 탄닌산알부민(albumin tannate), 스코폴리아 추출물 등으로 구성된 일동제약 '후라베린-큐정' 등을 쓴다. 진정, 진통, 진경, 지사, 항균, 수렴 등의 효과가 있다.

식중독 초기에 적절한 수분, 전해질(칼륨 및 나트륨), 비타민(특히 B군과 C), 열량(포도당 또는 덱스트로스)이 공급돼야 신체가 항상성을 유지할 수 있으므로 경구용 또는 주사용 수액제로 증상의 악화를 막는 것이 가장 중요하다.

☞ **설사의 형태로 구분하는 장염**

　　　점액질의 혈변(곱똥) − 이질, 장티푸스

　　　쌀뜨물 같이　묽은 변 − 콜레라

　　　소아의 설사 − 바이러스성 장염

　　　설사 후의 변비 − 장티푸스, 궤양성 대장염

　　　만성적인 설사 − 염증성 장염

☞ **일반 장염과 구분할 질환**

　　　과민성장증후군, 허혈성 장염, 방사선 장염(과량의 치료용 방사선에 의한 장염), 약물성 장염, 염증성 장염 (궤양성 대장염, 크론씨병, 베체트병 등)

위산식도역류

위산식도역류(Gastroesophageal Reflux Disease:GERD)는 위산이 식도로 역류돼 산에 의해 식도에 궤양, 미란(붉어지고 약하게 손상됨) 등의 형태학적 변화가 일어난 상태다. 역류성 식도염(reflux esophagitis)이라고 한다. 이 질환이 오래돼 10년 이상 지나면 식도조직이 변하면서 최악의 경우 10명 중 1명은 식도암이 올 수 있으므로 주의를 요한다.

◎ 증상

오래전부터 '가슴앓이' 라고 불리어진 질환으로 명치 끝 부위가 불에 타들어 가는 듯한 뜨거운 쓰라림(heartburn)이 대표적 증상이다. 이밖에 환자는 가슴이 뻐근하다, 가슴이 조여든다, 식도에 뭔가 걸린다, 뜨거운 것이 앞가슴을 훑어 내린다, 삼키기 곤란하다 등으로 표현되는 증상을 호소한다. 심한 경우 상기도나 폐로 위산이나 위의 역류물이 들어가 만성 기침이나 천명, 천식, 인두염, 후두염, 쉰 목소리, 치아 부식을 유발하기도 한다.

이 같은 증상은 서구인의 경우 정상인의 7%는 매일같이, 15%는 매달 경험하고, 성인 인구의 약 60%에서 역류 증상을 한번 쯤은 경험했을 정도로 흔한 질환이다. 국내서는 목에 이물감을 느끼는 환자의 20%가 위산식도역류라는 통계가 나와 있다. 또 가슴이 타는 듯한 사람 가운데 40%가 제산제를 복용하고 있으며, 25%만이 병원을 찾아 제대로 치료받는다고 한다.

◎ 원인

식도 하부 끝에는 위에 있는 위산이 식도로 역류하지 못하도록 하는 밸브 역할을 하는 괄약근이 있다. 이 식도하부괄약근이 느슨해지면 위산식도역류가 일어난다. 노화, 임신, 비만, 흡연, 특정 음식에 의한 자극, 허리를 꽉 조이는 옷 등이 그 원인이 될 수 있다. 위속의 음식물이 소화돼 장으로 신속하게 배출되지 않을 때에도 위산식도역류가 나타나게 된다.

◎ 치료

체중을 줄이고 금연하며 잘 때 약간 높은 베개를 베며 허리띠를 느슨하게 매고 식사하며 바로 눕지 않는 등의 생활습관을 지켜야 한다. 지방질이 많은 음식, 커피, 초콜릿, 술, 박하, 오렌지 주스 등을 피하는 게 좋다. 또 위 배출을 억제하거나 식도하부괄약근을 느슨하게 하는 항(抗)콜린제, 평활근이완제, 칼슘채널길항제 · α-교감신경차단제(고혈압약), 바비튜레이트계 수면제, 삼환계 항우울제 등도 가급적 복용을 하지 않는 게 좋다. 술, 담배, 커피는 식도점막을 손상시키므로 삼가야 한다.

이렇게 해도 효과가 없는 경우에는 약물치료를 1~6개월 받는 게 필요하다. 위안의 pH를 4 이상으로 증가시키는 게 치료의 최우선 목표가 된다. 이를 위해 위산을 중화시키는 제산제나 위산분비를 억제하는 약물이 투여된다. ▶▶ 위·십이지장궤양 참고

* 대개 상복부 통증이 1주에 2일 이상 자주 나타나면 위산분비를 억제하는 오메프라졸(omeprazole 한국아스트라제네카 로섹캅셀, 미국서는 프릴로섹 prilosec, 종근당 오엠피정, 한미약품 라메졸캅셀, 중외제약 리절트정), 판토프라졸(pantoprazole 태평양제약 판토록정, 미국서는 프로토닉스 protonix), 란소프라졸(lansoprazole 제일약품 란스톤캅셀, 고려제약 란시드캅셀, 미국서는 다케다애보트 프레바시드 prebacid), 라베프라졸(rabeprazole 한국얀센 파리에트정, 미국서는 아시펙스 aciphex), s-오메프라졸마그네슘삼수화물(esomeprazole 한국아스트라제네카 넥시움정) 등의 프로톤펌프차단제(proton pump inhibitor:PPI)를 2주간 복용한다.

위산식도역류 환자의 70~80%는 프로톤펌프차단제를 투여하면 가슴앓이(heartburn) 증상과 위산역류(acid regurgitation) 등 양대 증상이 사라지는 것으로 연구되고 있어 이를 적절하게 쓰는 게 치료의 핵심이 되고 있다.

* 그렇지 않고 증상이 경증이거나 중등도인 경우에는 △위산분비를 억제하는 히스타민$_2$수용체 길항제(histamine receptor antagonists; H$_2$RA) △위산을 중화시켜 역류물에 의한 식도 자극을 줄여주는 제산제 △H$_2$수용체길항제＋제산제 등 3가지 방법 중 하나로 2주 이내로 약물치료를 한다.

히스타민$_2$(H$_2$) 수용체길항제로는 시메티딘(cimetidine 유한양행 타가메트정, 일동제약 하이메틴정), 라니티딘(ranitidine 글락소스미스클라인 잔탁정, 일동제약 큐란정), 파모티딘(famotidine 동아제약 가스터정, 중외

제약 베스티딘정), 니자티딘(nizatidine 한국릴리 액시드캡셀), 록사티딘(roxatidine 한독약품 록산캡셀) 등이 있다. H2수용체길항제를 복용하면 경증 및 중등도 환자의 50~70%가 증상이 경감되는 효과를 볼 수 있다. H2수용체길항제는 모든 단계의 위산 분비를 억제하지만 식사에 의해 자극된 산분비보다는 일상적 기저(기초) 및 야간 산분비를 보다 많이 저해한다. 이를 통해 식도로 역류된 위 내용물에 의해 식도가 손상되는 것을 감소시키지만 식도하부괄약근의 긴장을 강화시키거나 역류 빈도를 줄이는 역할은 미흡한 것으로 평가된다.

제산제는 위 내용물을 알칼리화시켜 중화할 뿐만 아니라 일반적으로 식도하부괄약근을 긴장시켜 위산의 식도역류를 막는 효과를 나타낸다. 다만 알루미늄 제제는 위 평활근을 이완시켜 위 배출(음식물 이동)을 지연하므로 위산식도역류에 일부 부정적인 효과를 나타낼 수 있다. 제산제인 소듐 알기네이트(sodium alginate 태준제약 라미나지액)는 위 내용물 표면에 부유한 상태로 존재하면서 위 내용물이 식도로 역류할 경우 산보다 앞서서 역류하므로 자극을 최소화하는 효과가 기대된다.

* 이와 함께 위와 식도에서 음식물이 잘 내려가도록 연동운동을 촉진하고 식도하부괄약근의 압력을 높여주는 위장관운동촉진제(prokinetics)를 자주 쓴다. 모사프라이드(mosapride 대웅제약 가스모틴정), 돔페리돈(domperidone 한국얀센 모티리움정) 등이다. 드물지만 식도 염증이 심할 경우 항생제를 복용해 증상을 눌러주기도 한다. 이런 약물요법으로 위산식도역류 환자의 90% 이상이 증상 개선효과를 볼 수 있다.

위·십이지장궤양(제산제)

위궤양이나 십이지장궤양은 아주 흔한 질환으로 '소화성 궤양'이라 한다. 소화기에 발생한 궤양이란 뜻이 아니라 위·십이지장 점막이 펩신(pepsin) 같은 단백분해효소나 위산에 의해 분해돼 소화된 것처럼 흐물흐물한 모양의 궤양을 형성했다고 해서 붙여진 이름이다. 즉 소화성 궤양은 일반적인 궤양처럼 칼로 도려낸 모양이 아니라 우둘투둘 만고풍상을 겪은 것처럼 생겼다. 대략 인구의 1%가 현재 소화성 궤양을 앓고 있고, 10% 정도는 평생에 한 번은 이 병에 걸린다고 한다.

◎ 원인

위·십이지장 염증은 점막에 충혈과 미란(긁은 것처럼 붉게 달아오름)이 생긴 것으로 점막 아래 근육이 드러날 정도로 파인 궤양보다는 증상이 가벼운 경우다. 원인은 다양하며 나중에 다시 설명한다.

위·십이지장궤양의 3대 요인은 스트레스, 흡연, 위벽에 기생하는 헬리코박터 파이로리(Helicobacter pylori) 세균이다.

 * 아무리 약물요법을 해도 불안, 긴장, 우울증 등 정신적 스트레스가 해소되지 않으면 회복이 더디거나 안 될 수 있다. 불안감을 가라앉히기 위해 신경안정제를 처방하기도 하나 상용할 수는 없다.

 * 흡연은 궤양에 있어 술이나 카페인보다 더 해롭다. 흡연은 펩시노겐(pepsinogen)의 분비를 유도해 위산분비를 촉진한다. 펩시노겐은 위체부 및 위저부의 주세포(主細胞 principal cell)에 존재하는 신경전달물질로 위산이 있으면 가수분해되어 펩신으로 활성화돼 위산분비를 지령한다. 펩신은 pH(수소이온농도) 1.8~3.5의 산성 상태에서 활성화되고 pH가 5를 넘으면 비활성화된다. 펩신은 위산분비를 지령할 뿐만 아니라 위점막 단백질을 분해함으로써 궤양이 파이게 하는 근원이 된다. 또 알칼리성인 췌장액이 분비돼야 강산성인 위액을 중화시키는데 흡연은 췌장액의 분비를 저해하게 된다. 따라서 흡연은 췌장액이 주로 영향을 미치는 십이지장 부위에 궤양이 생기게 만든다. 커피와 술도 위산분비를 유도하고 염증을 유발하기 때문에 줄이는 게 좋다.

 * 헬리코박터 파이로리 세균은 위점막에 기생하면서 위벽을 손상시킨다. 나선형의 몸체와 4~8개의 긴 편모를 갖고 있어 위내 점액층에서 헤엄치듯 살아간다. 나선형이라서 점액층내로 파고 들어가기 쉬우며 갖고 있는 우레아제(urease)라는 효소가 요소(urea)를 분해해 암모니아를 만들어 위산을 중화시키므로 강한 산성 환경에서도 당당히 살 수 있다. 또 여러 독성물질을 분비, 점액층을 약화시킴으로써 점막이 위산이나 펩신의 자극에 의해 쉽게 손상받게 하고 궤양이 재발하기 쉬운 환경을 만든다.

 위궤양환자의 70%, 십이지장궤양환자의 95%에서 이 균이 발견되고 있다는 의학적 통계가 나와 있다. 국내서는 전체 성인의 60% 이상이 헬리코박터균에 감염돼 있는 것으로 조사되고 있는데 감염자는 소화성 궤양의 발생률이 그렇지 않은 사람보다 5~7배 증가한다는 연구 결과다. 또 소화성궤양은 이 균의 존재 여부에　따라 재발률이 달라진다. 치료 후 12개월이 지나 이 균에 감염된 사람은 약 85%에서, 감염되지 않은 사람은 약 10%에서 궤양이 재발된다. 이 균이 위암을 일으키는 간접적 요인이 된다는 주장도 있다.

헬리코박터의 감염경로는 명확치 않으나 음식을 차려놓고 함께 숟가락으로 떠먹거나, 엄마가 음식을 씹어서 어린이에게 먹여주거나, 술잔을 돌리는 등의 습관이 원인일 것으로 추정되고 있다.

◎ 관련 질환의 구분

* 급성위염은 주로 폭음과 폭식, 교통사고와 같은 심한 스트레스, 감기약·소염진통제의 과다복용 등으로 발생한다. 증상이 가벼울 때는 한 끼니 정도 굶고 죽이나 미음 같은 부드러운 유동식을 먹는다. 잘 관리하면 식사요법으로 해결된다.

* 만성위염은 여러 가지로 나뉘는데 한국인에 가장 흔한 것이 위의 오른쪽 아래쪽 절반(전정부 또는 진정부)의 위점막이 오그라드는 '위축성' 위염이다. 불규칙한 식사와 자극적인 음식을　즐기는 게　중요한 원인이다. 최근에는 헬리코박터균이 위벽을 무너뜨려 위산에 의해 공격당하도록 만들거나, 담즙이 위로 역류할 때 많이 발생하는 것으로 새롭게 연구되고 있다. 소화불량, 식욕부진, 만복감, 상복부 통증, 메스꺼움, 구토 등이 주된 증상이나 증상이 모호한　경우도 흔하다. 일반적으로는 기름지거나 짜거나 매운 음식을 먹을 때 소화불량이 심해진다. 과식한 직후에는 상복부에 포만감이 생겨 압박감 또는 복통을 느낀다.

* 위궤양은 △헬리코박터 파이로리균 △카페인, 알코올, 자극성 약물 △위로 역류하는 담즙 △흡연과 스트레스 △위운동 장애 등이 원인이다. 위산과다는 상대적으로 연관성이 적다.

약물 가운데서는 아스피린, 피록시캄, 케토프로펜, 디클로페낙, 나프록센 등 비(非)스테로이드성 소염진통제(NSAIDs)가 위점막 보호기능을 갖는 프로스타글란딘이라는 물질의 생성을 억제, 위산으로 인한 궤양이 촉진되도록 만든다. 빈속에 이들 약을 먹는 것은 해롭고 식후라도 1~2주 연속 복용하는 것은 나쁘다. 부신피질호르몬과 같은 스테로이드성 소염진통제도 면역력을 떨어뜨려 점막을 무르게 하고 궤양을 유발하므로 장기복용은 피해야 한다.

 * 십이지장궤양은 위산과다, 헬리코박터 파이로리균, 약물, 흡연, 스트레스 등이 복합적으로 작용해 생긴다. 십이지장궤양은 위궤양에 비해 비교적 젊은 나이에 생기고 재발이 잘 된다. 잘 관리하지 않으면 십이지장에 출혈이 생기고 구멍이 뚫려 복막염에 걸릴 위험도 있다.

대체로 위궤양은 통증이 식후 30~60분 경에 나타나고 음식물을 먹어도 통증이 잘 완화되지 않으며 다음 식사를 하기 1시간 전쯤 통증이 가신다. 상복부 중간에 통증이 생기며 출혈로 인해 흑색변을 보게 되고 식욕이 부진하다.

반면 십이지장궤양은 통증이 식후 2~3시간이 지나 공복이 될 때 나타난다. 밤에 공복시 통증 때문에 잠을 깨는 경우가 흔하며, 음식물이나 제산제를 먹으면 곧 통증이 완화되는 게 위궤양과의 차이점이다. 식욕은 비교적 양호하며 명치와 배꼽 사이에서 쥐어뜯는 듯한 통증이 느껴진다.

◎ 치료

전통적인 약물요법

　소화성 궤양의 주요 원인인 위산과 펩신의 작용을 억제하는 방법이다. 이를 위한 약물은 크게 △위산을 중화시키고 펩신을 억제하는 제산제 △위산분비를 억제하는 항콜린제 · 항가스트린제 · 항히스타민제 △위점막을 보호하고 재생을 촉진하는 점막보호제 · 조직수복제로 나뉜다.

　* 제산제는 알루미늄, 마그네슘, 칼슘, 나트륨 등의 금속 이온에 수산화이온(OH^-)이 결합한 것으로 물에 녹아 위산의 수소이온(H^+)을 중화시킨다. 금속 이온은 인체 전해질 균형에 영향을 미칠 수 있으며 다른 약과 같이 복용하면 원하는 약효를 발휘하지 못하게 방해하므로 주의해야 한다. 위암의 진단을 어렵게 하기도 하고 '산 반동'(제산제로 위산이 중화된 뒤 생성된 탄산가스에 의해 위벽이 자극돼 2차적으로 위산 분비가 촉진되고 헛배가 차는 현상)에 의해 오히려 위염 위궤양을 악화시킬 수도 있다.

　일반적으로 나트륨은 수분배출을 억제하고 혈압을 올리므로 고혈압, 신장병, 심장병 환자에게 나쁘다. 과거에 많이 쓰이던 중탄산나트륨($NaHCO_3$) 함유 제산제는 제산(위산중화)능력이 가장 강하나 '산 반동'의 문제점 때문에 최근에는 그다지 많이 쓰이지 않고 있다. 단독으로 장기 복용하면 알칼리혈증, 칼슘제품(칼슘보충제나 우유 등)과 장기 복용하면 밀크-알칼리증후군(milk-alkali syndrome)을 유발할 수 있다. 밀크-알칼리 증후군은 폐경기 여성이 골다공증 칼슘제품을 오래 섭취하고 복용함으로써 고칼슘혈증, 알칼리혈증, 흥분, 두통, 현기증, 오심, 구토, 근육통 등이 나타나는 것으로 여기에 알칼리 섭취가 추가로 이뤄진다면 기억력감퇴, 성격변화, 기면, 혼미, 혼수 등의 신경장애 증상이 나타날 수 있다.

탄산칼슘($CaCO_3$)은 중탄산나트륨 다음으로 제산력이 강하다. 위산중화 속도가 느리지만 지속적인 효과를 내는 게 장점이다. 산 반동이 복용후 2시간째부터 나타나 3~5시간 동안 지속되므로 사용량이 많지 않다. 산 반동은 식후에 특히 현저하다. 탄산칼슘의 90%는 대변으로 배출되나 10%는 소장을 통해 흡수된다. 이렇게 되면 고칼슘혈증(근육약화, 피로, 기면, 혼란, 기억장애 등이 주증상)이나 신장결석, 신장기능저하가 유발될 수 있다.

이에 반해 알루미늄 함유제제는 중탄산나트륨, 탄산칼슘, 수산화마그네슘($Mg(OH)_2$)에 비해 제산력은 약하지만 위 점막에 피복을 입혀 보호하는 작용을 겸비하고 있다. 가장 중요한 부작용은 변비와 소화불량이다. 오래 복용함으로써 위장 평활근의 수축이 방해받아 나타난다. 이로 인해 치질, 치열, 분변매복, 장관폐쇄 등이 초래될 수 있다. 특히 장운동이 저하되거나 탈수되어 수분섭취가 부족할 때 이런 문제가 드러날 수 있다.

알루미늄은 체내로 잘 흡수되지 않고 신장을 통해 70~93%가 제거되지만 장기간 복용하거나 신장 기능이 떨어져 있으면 몸에 축적돼 악영향을 미칠 수 있다. 인산알루미늄($AlPO_4$)을 제외한 알루미늄 제제는 과잉될 경우 소장에서 인산과 결합해버린다. 이에 따라 인산 흡수량이 줄면 인체가 항상성을 유지하려는 경향 때문에 칼슘의 흡수량도 같이 줄어 골다공증에 빠질 수 있다. 또 잉여분의 알루미늄이 근육, 뇌, 신경조직 등에 침착되면 근육약화, 치매, 식욕부진, 불쾌감 등이 유발될 수 있다. 결론적으로 알루미늄의 장기 복용은 알루미늄 중독증, 저인산혈증(골다공증 유발), 대사성 알칼리혈증 등을 초래할 위험이 있으며 고령환자나 신장기능장애 환자는 특히 주의해야 한다.

　마그네슘 제산제는 제산력이 알루미늄 제제보다는 강하지만 중탄산나 트륨이나 탄산칼슘보다는 낮다. 짧은 시간 안에 위산을 중화하는 능력을 보여 외국에서는 가장 빈번하게 사용되고 있다. 위산과 반응하지 않고 남은 수산화마그네슘(삼남제약　마그밀정)은 흡수가 잘 되지 않는 형태로 소장과 대장에 고농도로 남기 때문에 삼투압 차이에 의해 대장으로 수분 이 몰리고 이에 따라 설사가 유발된다. 하지만 이런 작용은 변비환자에 게는 오히려 유익하며 복용량을 줄이거나 복용을 중단함으로써 바로 완 화된다. 마그네슘이 지나치게 섭취되는 경우는 매우 드물다. 하지만 중 증의 고마그네슘혈증은 중추신경을 억제하므로 반사억제, 근육마비(이 완), 오심, 구토, 저혈압, 호흡억제, 서맥, 신경흥분, 불면증 등을 일으킬 수 있다. 다량의 우유나 칼슘제제와 같이 복용하면 알레르기성 거부반응 을 일으킬 수 있다. 역시 중증 신장 장애환자는 마그네슘 제산제 복용시 주의를 기울여야 한다.

　알루미늄 성분은 변비를 마그네슘 성분은 설사를 일으키므로　조화롭 게 섞으면 장운동을 조절할 수 있다. 그래서 알루미늄+마그네슘 복합 제가 현재는 가장 보편적으로 많이 사용되고 있다. 다만 복합제를 사용 해도 마그네슘과 알루미늄 제제가 갖고 있는 변비, 설사를 제외한 다른 부작용은 크게 줄지 않음을 유의해야 한다. 알루미늄+마그네슘 혼합제 제로는 보령제약 '겔포스엠현탁액', 일동제약 '암포젤엠현탁액', 대웅 제약 '미란타현탁액', 한독약품 '마록스현탁액' 등이 있다.

　유한양행 '알마겔'은 알마게이트(almagate 또는 magaldrate)가 주성 분으로 알루미늄과 마그네슘을 화학적으로 혼합하여 나트륨을 모두 제거한　제품이다. 단순히 알루미늄과 마그네슘을 물리적으로 섞은 제 품보다 훨씬 중화능력이 크다.

최근에는 여기에 가스제거 성분인 시메치콘(simethicone 대웅제약 미리콘산)이나 디메치콘(dimethicone 사노피아벤티스코리아 포실란겔 · 시메치콘에 비해 훨씬 덜 쓰임)을 첨가하는 게 일반적인 추세다.

시메치콘은 불활성 실리콘 고분자 화합물로 장내 가스를 줄이기 위해 거품을 꺼주는 소포제(defoaming agent)다. 작은 기포의 표면장력을 낮춰 기포를 모아서 터뜨리는 게 주된 기능으로써 트림이나 방귀를 통해 가스를 배출한다. 미국 식품의약국(FDA)이 시메치콘을 가스제거제로 안전하고 유효하다고 인정했으나 실제 장내가스를 줄이는 효과에 대해서는 의문스러우며 제산능력은 거의 없다.

각종 제산제에는 위장관 운동을 촉진하고 가스를 제거하는 박하의 주성분인 멘톨(menthol)이나 위산분비를 억제하고 위경련을 진정시키는 스코폴리아 추출물(scopolia ext)을 첨가하기도 한다.

하이드로탈사이트(hydrotalcite 바이엘헬스케어 탈시드정)는 박하향이 나는 위산 중화제로 장기 복용해도 효과가 떨어지지 않고 염류성 제산제들이 가지는 산 반동이나 신트림, 변비, 설사 등을 유발하지 않는 장점이 있다.

과거에는 우유가 위 · 십이지장궤양에 치료효과가 있다고 믿어 많이 마셨으나 우유 중의 칼슘 및 카제인(casein 우유단백질) 성분이 위산분비를 촉진하므로 권장할 만한 것이 못된다.

제산제는 액제(현탁액)로 된 것이 입자의 표면적이 넓으므로 정제보다 산을 중화하는 능력이 높다. 정제로 복용할 경우에는 완전히 씹어서 물 한잔과 함께 마시는 게 권장된다. 어떤 형태의 제산제든 보통 식후 1시간과 취침시에 복용하면 비교적 적은 양으로도 효과가 있으므로 하루 4번이면 족하다. 칼슘 제제나 알루미늄＋마그네슘 복합제제는 퀴놀론계 항생제나 테트라사이클린계 항생제의 약효를 경감시키므로 주의를 요한다. 제산제에는 설탕이 첨가된 경우가 많은데 당뇨병 환자의 경우 혈당조절에 지장을 주기도 하므로 감안해야 한다.

  * 점막보호제로는 수크랄페이트(sucralfate 중외제약 아루사루민정), 비스머스 제제(tripotassium dicitrato bismuthate 녹십자 데놀정 · bismuth subnitrate colloidal 한국유씨비 리브탈정 · bismuth carbonate 광동제약 비스로겔현탁액), 소듐 알기네이트(sodium alginate 태준제약 라미나지액, 영풍제약 알마볼정)가 있다.

  수크랄페이트는 알루미늄(aluminium)과 수크로스(sucrose)의 복합체로 상처난 궤양부위에 달라붙어 알부민, 피브리노겐, 글로불린과 함께 위 점막이 파괴되지 않도록 보호하고 스스로 재생하도록 유도한다. 위산을 방어하는 점액 및 중탄산염과 위 점막을 보호하는 프로스타글란딘 등의 분비를 촉진하는 부수적 기능도 있다. 몸에 흡수되지 않으므로 부작용이 전혀 없고 다른 약과 달리 흡연하는 위궤양환자가 복용해도 약효가 별로 떨어지지 않는다. 전신 부작용이 거의 없어 임산부에게 비교적 안심하고 투여할 수 있다. 복합아루사루민은 수크랄페이트에 위장관 운동을 촉진하고 가스를 제거하는 멘톨, 위산분비를 억제하고 위경련을 진정시키는 스코폴리아 추출물, 마음을 편안하게 해주는 테마제팜(temazepam) 등이 복합된 약이다.

  비스머스 제제는 위장관의 괴사된 조직에서 분비되는 조직과 결합(chelation)해 위 점막을 보호한다. 헬리코박터 파이로리균에 대해 항균작용을 나타내며 위산 분비의 매개체인 펩신의 활성을 억제한다. 식전이나 취침 전에 복용한다. 한때 제산제로 분류됐으나 위산을 중화하는 능력은 미약하다.

  소듐 알기네이트는 복합 천연다당체로 혈소판 및 적혈구 응집, 피브린(fibrin) 형성 등을 통해 상부소화관에서 출혈이 되는 것을 지혈하는 작용이 있다. 위 점막에 달라붙어 피막을 형성한다. 약간의 제산 작용도 있으나 염류성 제산제보다는 현저히 낮다.

이밖에 궤양점막에 부착돼 손상된 점막을 보호하는 약으로는 아프리카 원산 생약인 센텔라 아시아티카 추출물(Centella asiatica ext 동국약품 마데카솔정), 유괄렌소듐(eugualen sodium 아주약품 아주록사캅셀), 가스타민(gastamine 한화제약 타스민캅셀), 설글리코타이드(sulglycotide 삼일제약 글립타이드정), 트록시피드(troxipide 영진약품 아푸라스정) 등이 있다.

* 조직수복제인 세트락세이트(cetraxate 제일약품 노엘캅셀)는 위장 점막 표층의 미소한 혈액순환(microcirculation)이 잘 되도록 촉진하고 위 점막에서 펩시노겐이 펩신으로 전환되는 것을 저해한다. 이를 통해 위 점막의 점액 증가, 점막의 위산에 대한 저항 증강, 수소 양이온(H$^+$프로톤)생성 억제 등의 효과가 나타나므로 위점막을 공격하는 인자를 방어한다. 위궤양 치료 외에 위출혈에도 유용하다.

베넥세이트(benexate 일동제약 울굿캅셀)는 위 점액 성분인 글리코프로테인(glycoprotein)을 1.5배 증가시키며 위점막 보호물질인 프로스타글란딘의 증가를 유도한다.

점막보호제와 조직수복제는 주로 증상 초기에 2주 안팎으로 사용하며 단독으로만 효과를 보기는 힘들기 때문에 다른 약제와 같이 복용하는 게 보통이다.

위점막 세포의 증식과 더불어 육아(肉芽)조직 형성을 통해 궤양 치료를 촉진하는 성분으로는 알디옥사(aldioxa), 게파메이트(gefarmate) 등이 있다.

* 점막세포방어제인 미소프로스톨(misoprostol 한국화이자 싸이토텍정), 엔프로스틸(enprostil 국내 생산제품 없음)은 위점막을 보호하는 프

로스타글란딘E₁(prostaglandin E₁)의 유사체를 합성한 것이다. 프로스타글란딘은 위점막에서 생성돼 산분비를 억제하고 점액분비를 촉진하며 위점막혈류를 증가시키고 조직 재생을 돕는 역할을 하는 생체물질이다. 이들 제제는 설사와 복통 등의 경미한 부작용을 일으킬 수 있다.

미소프로스톨은 소염진통제를 먹어 위장에 궤양이나 천공이 생겼을 때 많이 쓴다. 비(非)스테로이드성 소염진통제(NSAIDs)는 프로스타글란딘을 억제해 통증을 완화하는 대신 위산분비를 촉진하기 때문이다. NSAIDs 장기복용으로 인한 소화성궤양은 대부분 다음에 설명할 히스타민₂수용체길항제(histamine₂ receptor antagonists:H₂RA)를 표준용량으로 쓰면 대부분 치유되나 증상이 심각한 경우나 치료기간을 줄이고 싶으면 프로톤펌프억제제(proton pump inhibitor:PPI)를 쓰는 게 권장된다. NSAIDs 복용으로 인한 소화성궤양은 헬리코박터 파이로리균에 감염돼 있는 경우가 절반을 넘으므로 이 균을 제거하는 요법이 선행돼야 한다.

점막세포방어제 가운데 위점막을 보호하는 프로스타글란딘E₂와 I₂의 생성을 촉진하는 약물도 나와 있다. 레바미피드(rebamipide 한국오츠카제약 무코스타정), 테프레논(teprenone 한일약품 셀벡스캅셀), 소팔콘(sofalcone 유유쏘롱정·캅셀), 에카벳소듐(ecabet sodium 제일약품 가스트렉스과립) 등이다. 위염, 위궤양, 위출혈, 위미란 등에 쓰며 증상이 급속히 악화될 때 유용하다.

레바미피드는 헬리코박터 파이로리균에 의해 염증유발물질인 사이토카인(위점막 상피세포에서 IL-8, 단핵구에서 IL-1β 및 TNF-α, 위점막 내에서 호중구 등: IL은 인터루킨, TNF는 종양괴사인자)이 생성되는 것을 억제함으로써 염증반응을 억제한다. 헬리코박터균이 위벽에 들러붙는 것을 억제하기 때문에 박멸요법에도 유효하다.

테프레논은 인지질 및 고분자 당단백질의 합성을 촉진한다. 위점막의 점액 밀도를 높여 궤양 치료를 촉진하는 것으로 알려져 있다.

소팔콘은 프로스타글란딘 대사효소를 억제하고 활성형 프로스타글란딘을 유지함으로써 위점막 방어기전을 촉진하는 것으로 알려져 있다.

* 히스타민$_2$수용체길항제(H$_2$RA)는 위산을 분비토록 하는 히스타민$_2$(H$_2$)수용체를 경쟁적, 가역적으로 억제하는 약이다. 히스타민은 위장점막 벽세포를 자극, 이곳에 존재하는 프로톤펌프로 하여금 위점막 안쪽으로 수소양이온(프로톤 proton:H$^+$)을 펌프질하도록 유도해 위산이 분비되도록 한다. 따라서 H$_2$RA는 히스타민$_2$수용체에 작용해 히스타민이 기능하지 못하도록 훼방을 놓음으로써 위산의 원료가 되는 수소양이온의 유입량이 줄어들게 하는 약이라 할 수 있다. 한편 위 표피세포는 위산에 대항하는 위점막 보호점액과 중탄산을 분비한다.

위벽세포에는 히스타민, 아세틸콜린, 가스트린 등 위산분비를 자극하는 물질의 수용체가 존재한다. 따라서 히스타민, 아세틸콜린, 가스트린 등의 신경전달물질이 위벽세포에 존재하는 각각의 수용체와 결합하면 위벽세포내 칼슘 및 c-AMP농도 증가 → 프로톤펌프 및 H$^+$/K$^+$ ATPase 활성화 → 수소양이온의 위장내로 분비 증가 등의 과정을 거쳐 위산분비가 촉진된다.

이런 H$_2$수용체길항제로는 시메티딘(cimetidine 유한양행 타가메트정, 일동제약 하이메틴정), 라니티딘(ranitidine 글락소스미스클라인 잔탁정, 일동제약 큐란정), 파모티딘(famotidine 동아제약 가스터정, 중외제약 베스티딘정), 니자티딘(nizatidine 한국릴리 액시드캅셀), 록사티딘(roxatidine 한독약품 록산캅셀) 등이 여기에 속하며 6~10주 정도 복용이 필요하다. 나중에 개발된 후자의 약물일수록 부작용이 적고 제산력이 강해진 제품이다. 그러나 궤양치료 효과에서는 큰 차이가 없다.

위산분비 억제 작용은 투여 후 1시간 이내에 나타나기 시작해 6~12시간 지속된다. 복용량에 비례해 위산배출 억제 정도와 기간이 늘어난다.

위산은 지속적으로 분비되나 흡연, 음주, 음식섭취, 스트레스 등의 자극이 가해지면 자극이 없을 때의 일상적 '기저상태'에 비해 분비량이 늘어난다. 이런 성향은 개인에 따라 상당히 다르나 전반적으로 남성이 여성보다 분비량이 많다. 기저 상태에서의 산 분비는 저녁에 최고, 오전에 최저가 된다. H$_2$수용체길항제는 모든 단계의 위산 분비를 억제하지만 식사에 의해 자극된 산분비보다는 기저(기초) 및 야간 산분비를 보다 많이 저해한다. 기저(기초) 산분비를 억제하는데 매우 효과적이며 가스트린에 의한 산분비는 부분적으로만 억제한다.

시메티딘은 위·십이지장궤양, 역류성 식도염, 재발성 궤양, 문합부(수술 후 꿰맨 곳) 궤양, 졸링거-엘리슨증후군(Zollinger-Ellison Syndrome: ZES 위의 벽세포가 6배 이상 증가해 위산 분비가 엄청나게 많아지고 췌장의 비(非)베타세포에 선종(腺腫)이 생겨 펩신의 분비량도 증가함으로써 위 점막의 방어력을 구조적으로 손상시키는 질환) 등을 치료한다. 저렴한 약가에 비해 효과가 좋다.

시메티딘은 위산의 기초 분비, 야간 분비, 점증하는(항진된) 위산 분비를 현저히 감소시키고 펩신의 생성도 억제한다. 소화불량이나 위장의 미란, 출혈, 발적, 부종이 동반된 위장질환 환자에 추천된다.

이밖에도 고(高)부갑상선혈증, 두부백선, 헤르페스 바이러스 감염, 다모 여성, 식중독에 의한 피부알레르기, 사마귀 등의 치료에 사용할 수 있어 다양한 적응증을 가진다. 그러나 남성호르몬을 억제하는 효과가 있어 남성 가슴이 여성처럼 되는 여성형 유방, 정력감퇴 등을 유발하므로 3개월 이상 연용하는 것은 삼가야 한다. 시메티딘은 또 중추신경계에 영향을 미쳐 특히 노인에게 정신혼란, 불안, 우울, 환각 등을 초래한다고 보고돼 있으나 실제 부작용 발현빈도는 그리 높지 않다.

시메티딘은 또 와파린(혈액응고억제제), 프로판올아민(고혈압약) 등 다른 약물들의 간 대사를 억제하여 이들 약물의 혈중 약물 농도를 증가시키는 부작용을 일으킬 수 있다. 이럴 경우에는 1일 1회 취침 전에 시메티딘만 단독 복용하는 게 바람직하다. 시메티딘은 철분제제, 케토코나졸(무좀약), 인도메타신(진통소염제), 테트라사이클린(항생제) 등의 체내 흡수를 저해하므로 시간 간격을 두고 별도로 복용하여야 한다. 흡연은 시메티딘 약효를 저하시키므로 삼가야 한다.

라니티딘은 식도하부괄약근을 조이고 위산억제작용이 강력하다는 특징이 있어 위산식도역류, 소염진통제와 헬리코박터균에 의해 손상된 위장질환에 추천된다. 항생제와 같이 복용하는 것만으로도 헬리코박터균을 효과적으로 박멸한다. 라니티딘은 시메티딘보다 약물상호작용이나 부작용이 적고 파모티딘보다는 많다. 당뇨병환자가 경구용 혈당강하제와 라니티딘을 함께 복용하면 저혈당을 일으킬 수 있다.

파모티딘은 두드러지는 특징이 없으나 여성형 유방 같은 부작용이나 상호작용이 거의 없는 약성이 순한 약물이다.

이들 H_2수용체길항제는 위염, 위궤양 증상에 비례해 용량을 늘이되 정해진 양을 하루에 한번 복용할 경우에는 저녁식사를 마치고 취침하기 전에, 두 번에 나눠 복용한다면 아침 식후와 취침 전에 복용한다. H_2수용체길항제는 기저 및 야간 산분비를 가장 효과적으로 막기 때문이다. 특히 십이지장궤양은 야간 산분비를 억제하는 정도에 비례해 치료 효과가 높다. 보통 하루에 한번 복용하나 일부 연구에서는 두 번 나눠 복용하는 게 치료율이 높은 것으로 돼 있다.

H_2수용체길항제는 제산제와 같이 복용하면 약효가 크게 감소하고, 술과 같이 복용하면 알코올의 혈중농도를 증가시켜 술이 빨리 취하게 하므로 피하도록 한다. 시메티딘과 라니티딘은 식사와 무관하게 복용할

수 있다. 위궤양이나 위산식도역류엔 8~12주, 십이지장궤양에는 4~8주간 투여한다.

H₂수용체길항제는 십이지장궤양의 경우 4주 복용하면 70~80%, 8주 복용하면 87~94%가 치유된다. 반면 다음에 설명할 프로톤펌프억제제는 2주 치료로 63~93%, 4주 치료로 80~100%가 치유돼 치료효과가 신속하다. 또 대체로 프로톤펌프억제제는 산 분비억제 작용시간이 더 길고 그 정도도 강한 것으로 평가된다.

H₂수용체길항제를 6주 투여해 십이지장궤양이 낫지 않는다면 프로톤펌프억제제제로 대체하거나, H₂수용체길항제를 4주 더 투여한다. 그러나 전자의 경우 치유율이 96%인데 반해 후자는 57%에 불과하므로 전자가 권장된다. 난치성 궤양의 경우 프로톤펌프억제제제의 최대용량을 쓰게 된다.

제산제, 비스머스제제, 프로스타글란딘제제, 조직수복제, 항콜린제 등은 위점막 손상을 방어하는 약물들이다. 그러나 프로톤펌프억제제가 등장해 위궤양의 90%, 십이지장궤양의 100%를 치료하게 됨에 따라 이들 '방어인자증강제'의 중요성은 크게 낮아졌다. 그러나 일부 학자(주로 일본)는 H₂수용체길항제 또는 프로톤펌프억제제와 더불어 방어인자 증강제를 병용해야 궤양의 치료의 질이 높아져, 다시 말해 궤양이 더 성숙하게 아물어 재발률을 줄일 수 있다고 주장하고 있다.

　* 항(抗)콜린제(anticholinergics)는 위산분비와 장운동을 촉진하는 아세틸콜린을 억제하는 약이다. 무스카린(muscarine)수용체 길항제라고도 한다. 소화기의 경련을 억제하고 위산 분비를 줄여주는 효과가 있다. 위·십이지장궤양 및 염증, 담낭염, 대장염, 게실염(소화기점막의 내측에 주머니 같은 공간이 생겨 내용물이 쌓이고 염증이 나타남), 경련성 변비 등에 사용한다. 피렌제핀(pirenzepine 한국베링거인겔하임 비스바닐정,

한국유나이티드제약 유니피렌정)이 대표적인데 위액 분비세포에 분포돼 있는 무스카린 수용체를 선택적으로 억제하는 최초의 약물로 등록돼 있다. 히스타민, 펜타가스트린(pentagastrin), 음식물에 의한 위산분비를 30~50% 감소시킨다.

고전적인 약으로는 히요신[hyoscine 또는 scopolamine butylbromide 한국베링거인겔하임 부스코판당의정·다투라엽(미치광이풀) 생약에서 추출하거나 합성], 디사이클로민(dicyclomine 조아제약 스파토민캅셀), 프로판텔린(propantheline 국내 생산중단) 등이 있다. 항콜린제는 녹내장, 전립선비대증, 위저류증을 유발 또는 악화시키므로 피렌제핀을 제외하고는 그리 많이 사용되지 않는다.

* 항(抗)가스트린제(antigastrin agents)는 위 진정부(辰正部는 위 유문부(幽門部:위의 하단 부위로 십이지장과 이어짐) 가운데 일부로 진시(辰時 상오 8시)방향으로 놓여있는 윗부분을 일컬음·전정부와 같은 말)의 G세포에서 분비하는 가스트린(gastrin)을 억제하는 약이다. 가스트린은 펩신으로 하여금 위산을 분비토록 간접적으로 지령하는 신경전달물질의 하나다.

항가스트린제로는 옥세타자인(oxethazaine 한일약품 가스트로카인정), 프로글루미드(proglumide 신일제약 그로미드정)가 있다. 유로가스트론(urogastron 삼진제약 유론캅셀)도 비슷한 약이다. 프로글루미드는 양배추에 많이 들어있는 성분이기도 한데 가스트린, 히스타민, 인슐린 등에 의한 위액분비를 억제한다. 사용량이 줄고 있다.

* 스트레스로 인한 위십이지장염 및 궤양에는 일반적으로 디아제팜(diazepam 한국로슈 바리움정) 등 벤조디아제핀 계열 신경안정제를 쓴다. 플루옥세틴(fluoxetine 한국릴리 푸로작캅셀), 파록세틴(paroxetine 글락소스미스클라인 세로자트정), 서트랄린(sertraline 한국화이자 졸로푸

트정) 등 선택적 세로토닌 재흡수억제제(selective serotonin reabsorption inhibitor:SSRI)는 효과가 예상보다 미흡해 그리 많이 처방되지 않는다.

헬리코박터 파이로리 박멸요법

위·십이장궤양에 걸린 사람의 70~95%에서 헬리코박터 파이로리 세균이 발견된다는 연구결과에 따라 이를 박멸하는 요법이 치료 중심으로 부각된 지 이미 오래다.

보통 위산분비억제제로 위산 분비를 감소시켜 이 세균을 제거하기에 용이한 환경을 조성하고 항생제로 한번 더 제압한다. 여기에 헬리코박터에 항균효과를 내고 위점막을 보호하며 펩신 분비를 억제하는 비스머스 제제를 추가 투입하기도 한다.

* 위산분비억제제로는 위벽에 존재하며 위산의 수소양이온(프로톤 proton H^+)을 생산하는 프로톤펌프를 비가역적으로 억제하는 프로톤펌프억제제(proton pump inhibitor:PPI)가 주로 쓰인다. 보다 구체적으로 PPI제제는 H^+/K^+ ATPase와 결합해 이를 비활성화시키고 이에 따라 H^+가 위 안으로 유입되는 것이 차단된다. 공복이 오래 지속된 후(특히 아침 식전)에 복용하면 효과가 좋은데 이때는 위벽세포에 비활성화된 H^+/K^+ ATPase가 증가해 있기 때문이다.

프로톤펌프억제제는 두말할 나위 없는 강력한 산분비 억제제다. 따라서 1일 1회(주로 아침 식전) 투여하면 충분하다. 두 번에 나눠 복용할 경우에는 아침 식전과 저녁 식전이 좋다.

H_2수용체길항제를 복용해도 효과가 없을 경우에 2차적으로 선택하는 게 원칙이지만 '산이 없으면 궤양도 없다'는 치료 원칙 아래 지금은

1차적으로 선택되는 추세이며 위·십이지장궤양 치료의 주종이 되고 있다. 프로톤펌프억제제는 H2수용체길항제나 점막세포보호제의 일종인 프로스타글란딘 제제와 같이 쓰면 위산분비 억제 효과가 심하게 감소될 수 있기 때문에 피해야 한다.

프로톤펌프억제제로는 오메프라졸(omeprazole 한국아스트라제네카 로섹캅셀, 종근당 오엠피정, 한미약품 라메졸캅셀, 중외제약 리절트정, 미국서는 프릴로섹 prilosec), 판토프라졸(pantoprazole 태평양제약 판토록정, 미국서는 프로토닉스 protonix), 란소프라졸(lansoprazole 제일약품 란스톤캅셀, 고려제약 란시드캅셀, 미국서는 다케다애보트 프레바시드 prebacid), 라베프라졸(rabeprazole 한국얀센 파리에트정, 미국서는 아시펙스 aciphex), s-오메프라졸마그네슘삼수화물(esomeprazole 한국아스트라제네카 넥시움정) 등이 있다.

오메프라졸은 가장 강력하게 위산을 억제하는 약물이다. 난치성 및 재발성 궤양에 신속한 치료 반응을 나타낸다. 위산에 매우 불안정하므로 장에서만 녹도록 장용정으로 제조되고 있다. 위장점막이 오그라드는 위축성 위염, 산 분비가 적은 저산증에는 사용하지 않는 것이 좋고 아침 식전에 복용토록 권장하며 8주 이상 복용을 제한하고 있다. 시메티딘과 마찬가지로 다른 약물의 간 대사를 억제하여 약물혈중농도를 증가시켜 부작용을 초래할 우려가 있으므로 다른 약물을 병용할 경우에는 신중을 기해야 한다.

넥시움은 오메프라졸의 복제의약품(generic)이 속출하자 개발사인 아스트라제네카에서 기존 화합물의 이성질체를 만들어 효능을 개선한 것으로 위·십이지장궤양은 물론 위산식도역류에 좋은 효과를 내는 것으로 알려져 있다.

프로톤펌프억제제를 장기 복용하면 위산이 적게 나와 음식물 속에 부패된 물질이나 감염균을 위산으로 정화·살멸하는 작용이 떨어진다. 폐렴의 경우 감염 위험이 80% 높아지는 것으로 연구돼 있는 만큼 주의가 요구된다. 부작용으로 두통, 설사가 유발될 수 있으나 심각하지 않으며 과거에는 위암 발생의 우려도 제기됐으나 지금은 거의 불식돼가고 있다.

치료기간은 오메프라졸의 경우 위궤양이나 위산식도역류엔 4~8주, 십이지궤양에는 2주간 투여하는 게 기본이다. 일반적으로 소화성 궤양은 H₂수용체길항제나 프로톤펌프억제제 등을 1~2주만 투여하면 증상이 없어져 치료에 소홀해 진다. 그러나 완전한 치료를 위해서는 각 약물에 맞도록 설정된 치료기간을 지키는 게 바람직하다.

한편 위산펌프길항제(acid pump antagonist:APA)로는 세계 처음으로 개발된 레바프라잔(revaprazan 유한양행 레바넥스정)이 있다. 이 신약은 위산분비를 억제하고 위점막, 위벽을 보호하는 2가지 효과를 갖고 있다. 기존 프로톤펌프억제제는 수소양이온을 위 안으로 품어내는 프로톤 펌프를 비가역적으로 저해하는 반면 레바넥스는 펌프를 가역적으로 저해함으로써 산분비를 억제한다. 따라서 위산분비가 지나치게 억제되는 것을 피할 수 있다. 또 기존 프로톤펌프억제제는 수일이 지나야 약효가 나타나고 위산의 낮은 pH상태에서 약물로서의 안정성이 떨어지고, 혈중 가스트린 농도를 지속적으로 상승시키며, 위점막을 비후화하는 단점이 있었는데 레바넥스는 이런 단점을 크게 줄인 것으로 평가된다. 현재는 십이지장궤양 치료제로만 허가돼 있으나 추가 임상을 거쳐 위염, 위궤양, 기능성 소화불량, 위산식도역류 등의 치료제와 헬리코박터 파이로리균 박멸약으로 허가가 나올 것으로 기대된다.

　* 헬리코박터균을 제거하기 위해서는 항생제인 아목시실린(amoxicillin 대웅제약 곰실린캅셀, 영진약품 아모넥스정·캅셀), 테트라사이클린(tetracycline 종근당 테라싸이클린캅셀), 메트로니다졸(metronidazole 한일

약품 후라시닐정), 클래리스로마이신(clarithromycin 한국애보트 클래리시드정, 한미약품 클래리정) 가운데 한두 가지를 쓴다. 헬리코박터는 그람음성간균으로 위점액층을 뚫고 들어가 위산분비세포막에 붙어있는 위산분비 펌프를 망가뜨린다. 이때부터 위산은 무턱대고 많이 분비된다. 위산은 pH가 2 안팎이라 위안에서는 웬만한 균이 살지 못하지만 헬리코박터는 알칼리성인 암모니아를 분비하면서 pH5~6정도로 중화시키기 때문에 위에서 살 수 있다. 아목시실린, 클래리스로마이신 등은 pH5~6 정도의 산성 상태에서도 헬리코박터는 상당한 제균력을 갖기 때문에 많이 처방된다.

아목시실린은 값이 싸지만 그람음성균이 이 약에 내성을 갖고 있는 경우가 많으므로 상당수 의사들은 이 약을 처방하길 꺼린다. 클래리스로마이신은 광범위 항생제로 산성 환경에서도 약효가 잘 나타나며 내성이 적어 많이 쓰인다. 메트로니다졸은 박멸효과가 좋으나 내성균이 빠르게 생기는 게 단점이다. 약물에 의한 위궤양에는 이들 항생제 투여가 적합지 않으며 기존 위산분비억제제(프로톤펌프억제제 또는 H₂수용체길항제)와 비스머스 제제의 복합요법으로 갈음할 수 있다.

* 위산분비억제제(프로톤펌프억제제 또는 H$_2$수용체길항제)+항생제+비스머스 제제(tripotassium dicitrato bismuthate 녹우제약 데놀정 · bismuth subnitrate colloidal 한국유씨비 리브탈정 · bismuth carbonate 광동제약 비스로겔현탁액)로 처방을 구성하면 이른 바 '3중 요법'이라 한다. 하지만 이는 옛날 트렌드이고 위산분비억제제에 항생제 2종(예컨대 아목시실린과 클래리스로마이신)을 쓰는 게 1990년대 후반 이후에 등장한 추세로 '신 3중 요법'이라 불린다. 신 3중 요법은 옛 3중 요법에 비해 부작용이 줄고 제균 효과는 높아진 게 다르다. 어쨌든 3중 요법을 2~4주 실시하면 헬리코박터 파이로리균이 80~90% 살멸되는 것으로

알려져 있다.

위산분비억제제+항생제 2종(예컨대 메트로니다졸과 테트라사이클린)+비스머스 제제는 '4중 요법'이라고 구분하는데 치료기간을 1주일로 줄일 수 있다. 보통 아목사실린, 메트로니다졸, 오메프라졸의 대용으로 각각 테트라사이클린, 티니다졸(tinidazole 영풍제약 티니다진정, 한국화이자 파시진정), 란소프라졸 등이 많이 쓰이며 4중 요법에는 메트로니다졸이 거의 필수적으로 처방된다.

한편 소화성 궤양 치료제는 복용시간이 약효에 중요한 영향을 미친다. 일반적으로 약의 복용시간은 식후 30분이 최적이다.

그러나 항생제는 가능한 한 식사 전에 물과 복용하는 게 좋다. 속쓰림 등 부작용이 크면 식사 직후로 옮긴다. 메트로니다졸이란 항생제를 복용할 때 술을 마시면 안 된다.

파모티민, 라니티딘 등 H_2수용체길항제는 식사 후나 취침 전에 복용하는 게 좋지만 오메프라졸 등 프로톤펌프 억제제는 식사 직전(공복)이 좋다.

헬리코박터균 박멸 필요한가

소화성 궤양 약물치료의 가장 어려움은 '한번 궤양이면 영원한 궤양이다'라는 격언처럼 빈번한 재발이다. 적절한 약물요법으로 궤양이 일단 치유되어도 1년 이내 재발률이 십이지장궤양의 경우 60~80%, 위궤양은 50~70%로 매우 높다. 재발률을 낮추기 위하여 저용량의 H_2수용체길항제나 수크랄페이트를 장기간 복용하는 방법이 흔히 사용됐으나 치료를 중단하면 역시 쉽게 재발되는 경향을 막지는 못하는 것으로 알려져 있다.

이에 따라 헬리코박터 파일로리균의 완전 박멸만이 완치에 이르는 길로 판단, 3중 요법과 같이 여러 약물을 동시에 투여하는 방안이 시도되고 있다. 그러나 헬리코박터 파이로리 세균이 있다고 해서 반드시 박멸할 필요가 있는가. 회의적인 입장이 적잖다. 박멸요법을 하는 동안 속이 쓰리는 등 고통이 심해 중도 포기하는 환자들이 속출하는데다가 균이 제거됐어도 궤양으로 인한 여러 가지 증상이 사라지지 않는 경우가 허다하기 때문이다. 다른 약물이나 식사요법만으로 증상이 좋아지는 경우가 많은 것도 이런 회의적 입장을 뒷받침한다. 이에 대해 1994년 미국 국립보건원(NIH)은 △위염환자에서 발견된 헬리코박터는 박멸할 필요가 없다 △궤양환자에서 발견된 헬리코박터는 반드시 박멸해야 한다 △헬리코박터와 위암 발병과의 관계는 아직 분명치 않다는 해석을 내렸다.

헬리코박터가 소화성 궤양의 주된 발병요인이라는 것을 발견하고 이를 박멸하는 방법을 보편화시킨 것이 궤양치료에 새로운 장을 연 것은 높이 평가할 만한 사실이다. 그러나 헬리코박터가 위염, 위·십이지장 궤양, 위암을 유발한다는 학설은 아직까지도 유보적인 부분이 많으므로 헬리코박터가 직접적이고 확실한 궤양으로 판단될 때 박멸요법을 해야 한다는 지적이 많다. 아울러 아직까지 헬리코박터에 대해 100%의 박멸율을 보이는 약물요법이 없고 점차 약제에 대한 내성균이 증가하고 있는 점은 의학계가 풀어야 할 숙제다.

위염의 약물요법

대부분의 급성위염은 대체로 증상이 경미하다. 증상이 경미하면 치료하지 않으나 출혈이나 증상이 심한 경우에는 제산제, H_2수용체길항제 등을 사용해 위내 pH를 4.0 이상으로 유지한다. 헬리코박터 파이로리에 의해 일부 급성 위염이 나타날 수 있으며 초기에는 일시적으로 저산증(低酸症)을 보이기도 하나 꼭 제균(除菌)요법을 할 필요는 없다. 위에는 강산이 존재하므로 감염이 용이하지 않으나 연쇄상구균, 포도상구균, 대장균, 헤르페스바이러스 등에 의해 화농성 감염이 생겨 위염이 유발될 수도 있다.

만성위염은 내시경으로 볼 때는 관찰되지만 실제로는 증상이 뚜렷하지 않은 경우에는 일반적으로 내버려두는 게 원칙이다. 흔히 '신경성 위장병'으로 치부되는 만성위염은 '기능성 위장장애'나 '경미한 원인 불명의 소화불량증'일 가능성이 크며, 이런 환자는 특정 음식물이나 약물에 의한 자극에 좀 더 민감한 것으로 보인다.

만성위염은 A형과 B형으로 나뉜다. A형은 위산을 분비하는 위벽세포가 자가면역반응에 의해 파괴되므로 위산분비가 현저히 줄어들지만 대신 가스트린의 분비는 늘어난다. 또 위 내인자(內因子)의 부족으로 비타민B$_{12}$의 흡수장애가 나타나 이로 인해 환자의 20% 가량에서 악성빈혈이 발병한다. 악성빈혈을 치료하는 게 유일한 대응책이다.

우리나라에 흔한 위염은 B형으로 헬리코박터 파이로리가 주로 위 진정부(전정부)에 주로 염증을 유발하며 만성화되면 위선(胃腺)과 위점막이 위축되고 위점막이 장점막으로 치환되는 장상피화생(腸狀皮化生)이 초래된다. 헬리코박터에 의한 만성위염은 대개는 제균 치료를 하지 않는다.

만성위염환자에게는 위장관 운동을 촉진하는 돔페리돈(domperidone 동아제약 멕시롱액, 한국얀센 모터리움정)을 주축으로 증상 완화 차원에서 점막보호제(수크랄페이트나 비스머스 제제), 위산억제제(H$_2$수용체길항제나 프로톤펌프 억제제), 제산제 등을 부수적으로 처방하게 된다.

위염의 염증을 제거하기 위한 약으로는 유파틸린(eupatilin 동아제약

스티렌정)이 인기를 얻고 있다. 이 약은 약쑥에서 추출한 천연물질로 점막보호작용이 우수해 만성위염 및 급성위염에 처방되고 있다.

만성위염은 위산의 분비량에 따라 저(低)산증, 무(無)산증, 과(過)산증 등 3가지 타입으로 세분된다. 과산증일 경우에는 위액분비를 촉진하는 식품을 제한한다. 저산증이면 위에 부담을 주지 않을 정도의 향신료를 음식에 첨가하고 식전에 알코올음료, 스프, 과일 등을 적당히 섭취한다. 무산증은 인공 위액(희석한 염산)을 섭취하는 등 의사의 전문적인 치료가 필요하다.

저산증 혹은 무산증 환자는 위산분비가 저조해 장내 효모와 젖산균 등의 미생물이 위속에서 음식물을 발효시키므로 유기산과 탄산가스가 많이 생긴다. 곡식과 야채를 주식으로 하는 동양인은 위 운동량이 떨어지고 저산증 또는 무산증에 위무력증이 겹쳐진 형태의 위장질환이 많다. 서양인은 육류와 우유를 위주로 섭취하기 때문에 위장 운동량 및 위산 분비량이 많아 상대적으로 과산증이 많다. 정확한 의사의 감별과 이에 맞는 식사요법이 필요하다.

체증 · 위하수 · 위통(소화제)

위하수는 불규칙한 식사로 위가 아래로 처진 것이다. 쌀을 주식으로 하는 동양인, 마르고 무력하며 신경질적인 사람에서 많이 나타난다. 조금만 먹어도 일찍 만복감을 느낀다. 위장관운동촉진제, 종합소화효소제, 신경안정제를 투여하며 심한 경우에는 수술을 하기도 한다.

◎ 치료

* 위장관운동촉진제로는 아클라토니움(aclatonium 일화 아크라톤정 · 캅셀), 돔페리돈(domperidone 동아제약 멕시롱정), 메토클로프라마이드(metoclopramide 동아제약 멕소롱정), 클레보프라이드 (clevopride 보령제약 크레보릴정) 등을 쓴다. 아클라토니움은 소화기능이상으로 인한 복부팽만, 위하수, 위장관 운동저하, 오심, 구토, 담도운동무력증 등을 개선하는데 쓴다. 자율신경계 부교감신경의 아세틸콜린 수용체를 자극해 구역, 구토, 식욕부진, 만성위염 등을 개선한다. 부교감신경 흥분제인

베타네콜(bethanechol 한일약품 베사코린정)은 위하수, 위아토니(위운동 능력 저하증) 외에 음식물을 삼켜 소화기로 내려 보내는 능력이 떨어지는 연하곤란에 쓴다.

* 속이 거부룩하거나 체증이 생길 때에는 박하향이 나는 하이드로탈사이트(hydrotalcite 바이엘헬스케어 탈시드정)가 무난하다. 온화한 위산 중화제로 장기 복용해도 효과가 떨어지지 않고 산 반동(약물에 의해 산분비가 오히려 증가), 신트림, 변비, 설사 등을 유발하지 않으면서 체증을 감소시켜준다.

비타민의 일종으로 쌀눈에 다량 함유돼 있는 감마-오리자놀(γ-oryzanol 한미약품 토리잘연질캡셀)은 위장관 신경증으로 인한 소화불량, 구역, 두중(頭重)에 효과적이라고 한다.

* 소화관이 딱딱하게 수축됨으로써 유발되는 위통, 복통 질환을 치료하는데는 히요신[hyoscine 또는 scopamine butylbromide 한국베링거인겔하임 부스코판당의정 · 다투라엽(미치광이풀) 생약에서 추출하거나 합성]이 좋다. 소화관 경련을 완화시켜 평안하게 한다. 불안억제 및 진정제인 디아제팜(diazepam 한국로슈 바리움정)이나 테마제팜(temazepam)은 이보다 강한 효과를 내므로 종종 사용되는 경우가 있다. 이들 약은 신경안정제로서 기능성 소화불량이 정신적 스트레스에 의해 비롯되는 경향이 크므로 적잖게 처방된다.

* 옥사피움(oxapium 동성제약 옥사페란정)은 위염 위 · 십이지장궤양, 장염, 담낭 · 담도질환으로 인해 수반되는 경련, 통증, 소화관운동장애 등을 경감하는데 효과가 있다. 티에모니움(tiemonium 한화제약 비스진정)은 위장관 및 담도계의 운동기능장애로 인한 급성 통증을 완화하는데 쓴다. 플로로글루시놀(phloroglucinol 대화제약 후로스판정 · 액)은 소화관 및 담도계 기능장애에 의한 통증, 신염 등 비뇨기계 질환으로 인한

산통(疝痛 · colic 평활근의 수축과 경련으로 인해 주기적으로 일어나는 격한 통증으로 복부 근처 장기에서 다발), 부인과 질환에 의한 경련성 통증 등에 주로 쓰인다.

설사, 복통이 수반되는 설사, 식체, 식중독, 묽은 변, 토사 등에는 berberine, acrinol, bismuth subnitrate, scopolia extract 등이 함유된 청계약품 '몰바렌-씨캅셀' 이나 berberine, acrinol, albumin tannate, scopolia extract 등으로 구성된 일동제약 '후라베린-큐정' 등을 쓴다. 이런 복합제들은 진정, 진통, 진경, 지사, 항균, 수렴 등의 효과가 있다.

◎ 소화제

속이 더부룩하거나 소화가 되지 않을 때 약국을 찾아 주로 구입하는 것은 알약 형태의 소화효소제, 한방생약 성분의 물약 또는 가루약 형태의 소화촉진제(방향건위제), 양약 성분인 소화관운동촉진제 등이다.

소화효소제

소화효소는 소나 돼지 등 동물의 췌장에서 추출하거나 식물이나 효모균에서 얻는다. 동물성 소화효소제는 광우병 때문에 소를 사용하지 않고 최근에는 주로 돼지를 활용하는데 아프리카, 동남아 등 저개발국에서 수입된다. 판크레아틴(pancreatin)과 펩신(pepsine)이 대표적이다.

일반적으로 판크레아틴과 같은 췌장 추출 소화효소제를 많이 먹으면 의존성이 생겨 소화액의 자발적인 생산량이 떨어지는 것으로 알려져 있다. 따라서 오남용은 삼가는 게 좋다. 그러나 소화제를 많이 먹어도 별

이상이 없다는 반론도 있다. 몸에서 원래 나오는 소화효소는 약으로 복용한 소화효소제를 일종의 단백질이나 음식물로 여기기 때문에 잉여분의 소화효소제는 저절로 분해 소멸된다는 것이다. 따라서 소화효소제를 웬만큼 장기복용해서는 이런 탈이 나기 어렵다고도 한다.

판크레아틴에는 아밀라제(amylase 최적작용 pH 6.9), 프로테아제(protease 최적작용 pH 8.0), 리파제(lipase 최적작용 pH 7.0) 등이 들어있다. 각각 탄수화물, 단백질, 지방질을 분해한다. 췌장의 기능이 저하돼 소화효소가 원활하게 분비되지 않을 때 사용하는 게 원칙이지만 실제 우리 현실에서는 소화가 안 될 때 큰 제약없이 복용하고 있다. 판크레아틴은 중성이나 약 알칼리성에서 최적의 효과를 내는 만큼 강산성인 위에서는 녹지 않고, 약 알칼리성인 장에서만 녹을 수 있도록 장용피(腸溶皮)를 입힌 제품이 좋다.

김치, 야채 같은 질긴 섬유질을 많이 먹는 한국인에게는 셀룰라제(cellulase)나 헤미셀룰라제(hemicellulase) 같은 소화효소가 들어있는 제품이 적합하다. 하지만 육식과 단백질 섭취가 늘어나고 있는 만큼 요즘의 추세에서는 담즙산(bile acid), 아진트아미드(azintamide), 우루소데옥시콜린산(ursodeoxycholine acid)과 같이 지방을 잘 분해하고 섞이게 하는 성분이 함유된 제품을 고르는 게 낫다.

디아스타제(diastase)는 발아한 대맥에서, 타카디아스타제(taka-diastase 아밀라제의 일종으로 일본에서 개발)는 누룩에서 추출한 탄수화물 분해효소이다. 이들 효소는 최적작용을 하는 pH가 5.2이므로 위의 분문(상부)에서 음식물이 위산에 의해 산성으로 변하기 전에 좋은 효과를 낸다.

파파인(papain)은 파파야라는 열대과일에서 추출한 단백분해효소다. 파인애플이나 토마토 같은 음식도 자체적으로 단백분해효소를 갖고 있으므로 잘 활용하면 좋다. 파인애플을 빈속에 먹으면 속이 약간 쓰린 것도 이 때문이다. 쿠르쿠민은 카레를 만드는 울금(鬱金)이나 강황(薑黃)에서 얻는데 담즙분비를 촉진하는 이담효과가 있다.

최근 이른 바 '프리미엄급' 소화제는 가스가 차거나 복부가 팽만한 것을 완화해주고 제산효과를 발휘하는 시메치콘(simethicone)이나 디메치콘(dimethicone) 성분을 넣어 가격도 약간 높게 받고 있는 추세다. 시메치콘은 복부팽만으로 위장관내에 생긴 거품을 가라앉혀 가스 배출을 촉진하는 약 가운데 가장 안전하고 효과적이다.

좋은 복합소화효소제의 조건은 위와 장에서 고루 작용하고 탄수화물, 단백질, 지방질을 모두 분해할 수 있으며, 가스제거 및 이담작용을 겸비할 수 있는 것이라야 한다. 이 모든 조건을 갖춘 제품은 찾아보기 힘들지만 대웅제약의 '베아제정'이 가장 근접한 제품으로 손꼽힌다.

안국약품의 '애니탈' '파파제' '그랑파제' 등과 같은 제품은 제산제, 소화제, 진경제 등을 3층 구조로 넣은 '3중정'으로서 소화불량은 물론 위산과다, 복부팽만, 속쓰림, 구역감, 구토 등을 일시에 해결할 수 있어 호응을 얻고 있다.

알리벤돌(alibendol 진약제약 리베라정, 한화제약 파베라정)은 담즙의 생성과 분비를 촉진하는 약으로 지방분해효소인 리파제(lipase)를 활성화하며 소장의 연동운동을 활발하게 해서 음식물의 배출을 촉진한다. 소화기 평활근을 이완하는 진경작용과 변비개선 작용도 겸비하고 있다.

생약제제

까스활명수(동화약품), 위청수(조선무약), 속청(종근당), 생위천(유한양행) 등이 소비자들이 널리 찾는 대표적인 소화제 액제다. 이와 함께 산제(가루약)와 과립(분말을 작은 알갱이로 뭉친 것) 형태의 생약이 있다. 박하, 회향, 진피, 계피, 정향, 생강, 겐티아나, 당약 등 정유(精油) 성분을 함유한 생약이 특유의 향기와 맛으로 위장관을 자극해 운동을 촉진하고 가스 제거를 유도한다. 박하·회향은 가스제거에 좋고, 정향은 방부효과를 내 음식물의 이상 발효로 인한 가스발생을 억제한다. 진피(귤 껍질)와 당약은 리파제의 활성을 돕는다. 겐티아나, 당약, 용담, 황백 등은 쓴맛으로 입맛을 돋운다. 박하유, 서양박하, 카밀레, 사루비아, 마요나라 등은 휘발성분을 갖고 있어 소장 감염으로 인한 가스팽만을 완화시키고 항염증 작용도 한다. 다만 이들 생약제제는 약성이 순한 만큼 효과가 미온적일 수밖에 없다.

이밖에 한약으로 이중탕, 안중산, 평위산, 반하사심탕(특히 미식거릴 때) 등이 신경성 스트레스, 멀미, 입덧 등으로 소화가 안될 때 애용된다. 반하사심탕은 산모가 복용시 태아의 기형을 유발할 수 있다는 보고가 있으므로 삼가는 게 좋다.

양약 제제

기능성 소화불량이나 과민성 장증후군에 쓰이는 메토클로프라마이드, 돔페리돈이 주성분으로 적은 양이지만 강력한 소화 촉진효과를 발휘한다.

치질 · 항문소양증

치질은 항문관 및 직장하부 주위에 있는 정맥혈관이 확장된 상태(정맥류)로 정확한 의학용어로는 치핵이다. 이밖에 항문 주위에 고름이 생겨 이곳으로 배변이 쌓이고 염증이 악화되는 치루와 항문점막이 찢어지는 치열이 치질의 범주에 속한다.

◎ 원인

치질은 인간이 서서 다니고 오랫동안 앉아 일하기 때문에 몸무게에 의해 항문의 주위의 정맥이 팽창하여 발생하는 자연스런 질환이다. △변비나 설사, 식이섬유 섭취 부족 △오랫동안 쪼그려 앉아서 배변하는 습관 △골프, 등산, 사이클, 역도 같은 힘든 운동 △낚시, 운전, 화투 등 오랫동안 앉아서 하는 일 등으로 항문에 과도한 긴장이 지속되면 발병하기 쉽다. 간경화로 간 문맥(장벽 모세혈관에서 영양물질을 흡수하여 간에 영양분을 공급하는 정맥)의 압력이 높아져 항문의 정맥피가 잘 빠져나

가지 못하거나, 임신으로 인해 복부의 정맥이 눌려 항문의 혈액순환이
좋지 않은 경우에도 잘 생긴다.

◎ 치질 약물치료

치질약은 크게 먹는 약, 바르는 약, 좌약, 주사제 등으로 나뉜다. 일반
적으로 증상의 완화에 초점을 맞춘 것으로 중증 치질을 완치하는 것은
힘들며 크게 염려할 만한 부작용은 없다.

* 먹는 약으로 대웅제약 '페리바정'이 대표적이다. 혈액순환을 촉진
하는 은행잎 추출물(Ginkgo biloba ext), 정맥류를 완화시키는 헵타미놀
(heptaminol), 정맥류와 정맥염증을 개선하는 트록세루틴(troxerutin)
등이 들어있다. 정맥류로 인해 생기는 하지중압감, 신경통, 야간 다리경
련 등의 치료에 효과적이다.

염증을 완화하는 각종 생약추출물도 치질약으로 많이 활용되고 있다.
멜리로투스 추출물(melilotus ext)로 이뤄진 약으로는 삼진제약 '마로비
벤캅셀', 위더스메디팜 '로라투스캅셀' 등이 있다. 이 추출물은 염증 부
위의 혈관의 틈새가 느슨해져 노폐물이 끼고 통통 붓는 것(말초혈관 투
과성)을 가라앉힘으로써 소염, 진통효과를 발휘하며 치질로 인해 손상
된 정맥 및 모세혈관을 보호해준다. 항문 깊숙이 생기는 내치핵과 항문
아래 바깥쪽에 생기는 외치핵 등에 두루 좋으며 외상에 의한 염증의 완
화에도 효과적이다.

서양칠엽수 종자 추출물(aesculus hippocastanum seed ext)과 서양엉
겅퀴꽃 추출물(carduus marianus ext) 등이 들어있는 유유 '베노플란트
리타드정'은 특이한 제품이다. 말초혈관의 혈액순환과 임파선의 순환
을 촉진하므로 소염효과가 우수하다. 치질을 비롯한 각종 정맥류, 수술

후 혈액순환정체(울혈), 혈전성 정맥염, 경련성 월경곤란증, 하지무통궤양 등에 효과적이다.

굴과 식물에서 유래한 헤스페리딘(hesperidine) 성분으로는 광동제약 '베니톨정'이 있다. 혈관투과성 저하, 모세혈관 강화 등의 효과를 나타내 치질을 개선한다. 이 약은 급성 치질, 만성정맥부전, 하지중압감, 항문통증, 야간경련 등에 효과적이다.

이밖에 당귀, 시호, 승마, 감초, 대황, 알로에, 황금, 창출, 율무, 풍년화(hamamelis cortex) 등의 추출물이 혈액순환 개선, 소염, 변비 완화 등의 용도로 쓰이고 있다.

디오스민(diosmin) 함유 세품은 한올제약 '베노론캅셀', 아주제약 '베넥스캅셀' 등이 대표적이다. 정맥류, 정맥부전, 정맥염증후군, 자반증 등에 효과적이어서 치질을 개선해준다.

또 염화리소자임(lysozyme chloride 수도약품 리소짐정) 같은 소염제나 카르바조크롬(carbazochrome 한일약품 아도나정), 트라넥사민산 (tranexamic acid 한국다이이찌제약 도란사민캅셀) 같은 지혈제가 먹는 치질약에 복합 처방되고 있다.

당뇨병성 다발성 신경염에 쓰는 치옥트산(thioctic acid 부광약품 치옥타시드정)은 염증을 완화하고 세포의 부활을 돕기 때문에 치질에 적용하는 경우가 있다.

* 바르는 약으로는 연고, 크림, 좌제(좌약)가 있다. 국소마취제, 소염진통제, 항생제, 혈액순환제, 지혈제, 파라핀, 청량제(menthol이나 camphor) 등이 들어 있어 치질로 인한 가려움증, 통증, 염증, 정맥류 등을 없애준다.

한국쉐링 '치이타좌제 · 크림'에는 chlorquinadol(항문 칸디다균 · 진균 · 습진 감소), lidocaine(마취 · 진통), fluocortolne(소염) 성분이 들어

있다.

한일약품 '치나론연고 · 좌제'는 chlorhexidine(항균), prednisolon (소염), lidocaine(마취 · 진통) 성분이 함유돼 있다.

한독약품 '프록토세딜연고'는 dibucaine(마취 · 진통), esculoside(혈액순환 개선), neomycin-B(항균), hydrocortisone(소염) 등이 들어있다. 이들 3가지 제품은 국소마취제, 항균제, 소염제가 복합돼 있어 치질, 항문염, 항문습진, 항문열창(裂創) 등의 완화 및 항문 수술 전후에 사용하며 치료기간은 4주 이내다.

삼일제약 '프록토로그연고 · 좌제'는 ruscogenine(맥문동 추출물로 청량감), trimebutine(위장관운동촉진제)가 들어있다. 치질, 항문열상, 항문염, 치질로 인한 출혈이나 가려움에 효과적이다.

환인제약 '설간구구연고 · 좌제'에는 benzocaine(마취 · 진통), menthol,camphor(소염 · 청량감), hamamelis cortex 추출물(소염) 등이 들어있다. 치질, 항문열창, 항문염에 효과적이다.

일동제약 '프레파레숀H연고'는 유동 파라핀, 석유서 추출 정제한 페트롤라툼(petrolatum), 상어간유 등 항문을 윤활하게 하고 찢어진 부분을 아물게 하는 성분과 페닐에프린(phenylephrine)처럼 확장된 항문혈관을 좁히는 성분이 있다.

외용제는 대변을 본 후에 엷게 바르고 가능하면 바르기 전에 환부를 깨끗이 씻고 잘 말린 후 바른다. 통증이 심하면 국소마취제가 함유된 연고를 선택하고 진통제를 같이 복용한다. 항문 염증이 심하면 항생제, 소염제 투여가 도움이 된다. 좌제를 삽입할 때 항문에 심한 통증이 발생하면 일단 사용을 중단한다. 한방제로는 혈액순환을 촉진하고 염증을 가라앉히는 당귀보혈탕과 을자탕이 많이 처방된다.

* 주사제는 대개 멜리로투스 추출물이 들어간 것으로 대개 하루에 한

번 근육주사나 정맥주사로 맞는다.

치질의 약물치료는 가려움증 통증 출혈 등을 일시적으로 완화시키는 효과가 있고 정맥류를 다소 개선하는 효과가 있다. 그러나 치핵을 근본적으로 없애지는 못한다.

치질을 예방하기 위해서는 변비 치료가 선행돼야 하므로 물, 과일, 야채를 많이 먹는다. 따뜻한 물로 하루 2번 이상 5~15분 화상을 입지 않을 정도의 뜨거운 물로 좌욕을 하고 과음, 과로를 피해야 한다. 그래야 정맥류가 크게 개선된다.

치핵이 크거나 튀어나오면 수술법을 실시하여 치핵을 영구히 제거하는 것이 권장된다. 의사가 아닌 무허가 시술자가 이른바 치핵을 녹이는 약물을 주사해 치질을 없애려는 방법은 위험하다. 항문이 막히거나 항문 괄약근이 괴사돼 영영 회복되지 못할 위험이 뒤따른다.

◎ 항문가려움증의 약물치료

항문가려움증은 치질 외에 당뇨병, 황달, 진균감염, 요충감염, 음식이나 약물에 의한 자극 등이 원인이다. 일단 항문 주위를 깨끗하게 씻고 말리는 게 첫째다. 씻을 때는 비누를 사용하는 것이 바람직하지 않고 물로 씻고 드라이어로 말리는 게 좋다. 통풍과 흡수가 잘 되는 면 내의를 입는다. 콜라나 커피, 맥주와 땅콩, 우유나 초콜릿, 맵고 짜고 자극적인 음식 등은 삼가는 게 좋다.

약물치료는 치질과 대등 소이하다. 가려움증이 심하면 단기간 항히스타민제나 스테로이드가 든 연고를 발라본다. 그래도 증상이 장기간 지속되면 원인 치료에 나서야 한다. 진균이나 요충에 감염됐으면 항진균제나 요충구충제를 복용한다. 밤에 잠자리에 들었을 때만 항문이 가렵다면 요충에 감염됐을 가능성이 있다. 만성화되고 심한 항문소양증에는 항문주위에 알코올 주사를 놓거나 피부박리수술을 해서 가려움증을 느끼는 신경조직을 약화시키는 치료를 하게 된다.

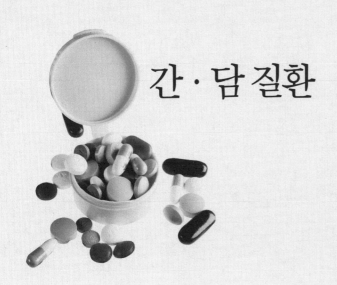

간 · 담 질환

간경변 · 간성 혼수

◎ 개념

간염이나 간암이 악화돼 되돌릴 수 없는 상태가 되면 간이 딱딱하게 굳는 간경변(liver cirrhosis)이 생긴다. 간의 실질세포(parenchyma)가 변성되거나 괴사된 후 세포가 재생하면 섬유화가 일어나 간세포는 탄력 없고 단단하며 생리기능을 잃어버린 세포가 되는 것이다.

합병증으로 우선 간에서 해독되지 않은 유해물질(주로 암모니아)이 뇌로 올라가 의식이 혼탁해지고 말이 어눌해지고 불면증이 깊어지는 뇌성 혼수(encephalopathy)가 나타난다. 입 냄새도 심하게 난다. 뇌성 혼수는 간성 혼수(hepatic coma)와 같은 말이다.

간경변으로 간기능이 떨어지면 위, 장으로부터 간에 영양분을 공급하는 간문맥(肝門脈)이 좁아지면서 압력이 상승한다. 이때 간문맥과 가까이 연결된 식도나 위의 상대적으로 약한 혈관이 허파꽈리처럼 부풀어 올라 늘어지게 된다. 이것이 정맥류로서 터지면 출혈이 일어나 피를 토하게 된다. 이런 현상은 주로 식도에 나타나는데 식도정맥류출혈 (esophageal variceal hemorrhage)이라고 하며 자칫 치명적인 상태가 되기 쉽다. 식도정맥류는 일단 한번 발병하면 2년 이내에 재발될 확률 이 3분의 1을 웃돈다.

간기능이 저하돼 혈장단백질인 알부민(albumin)이 적게 만들어지면 삼투압 조절을 위해 삼투압이 낮은 혈관 쪽의 혈장 성분(혈액의 맑은 부분)이 삼투압이 높은 복강으로 흘러 들어가 고이게 되는데 이것이 복수 (腹水 ascites)다. 간문맥 압력의 상승으로 위장관, 복막의 모세혈관 압력이 높아지는 경우에도 혈액이 복강으로 흘러들어가 복수가 생긴다.

◎ 치료

간경변에는 간장보호제를 복용하면서 충분한 안정을 취하고 특정 비타민, 무기질, 아미노산을 선별해 충분히 섭취해야 한다. 수분과 소금의 섭취를 줄여야 한다. ▶▶알코올성 간염 참고

* 뇌성 혼수는 단백질의 분해산물인 암모니아(NH₃)가 뇌에 미쳐 생기는 것이기 때문에 아예 생기지 않게 하거나 암모늄(NH₄⁺) 형태로 체외 배출되도록 해야 한다. 간기능 부활을 위해 양질의 고단백질을 섭취가 권장되는 간염과 달리 간경변에 의한 뇌성 혼수는 단백질의 질을 고려해야 하고 필요한 최소량을 먹는 게 바람직하다. 하루에 체중 1kg당 1g 이하의 단백질을 섭취하는 게 바람직하다.

뇌성 혼수가 있어도 단백질 공급을 아주 끊을 수는 없으므로 이때는 발린(valine), 이소류신(isoleucine), 류신(leucine) 등 분지상 아미노산 (branched chain amino acid: BCAA 측쇄형 아미노산이라고도 하며 아미노산이 가지를 친 모양의 화학구조를 이룸) 제제를 정맥주사나 먹는 제제

로 공급한다. 이들 분지상 아미노산 제제는 간보다는 주로 말초근육에서 대사되는 비중이 크므로 간에 부담을 주지 않는다. 뿐만 아니라 뇌에 들어가 중추신경계에 악영향을 끼치는 정도가 미약하다. 다시 말해 뇌성 혼수를 가중시키는 트립토판(tryptophan), 티로신(tyrosine), 메티오닌(methionine) 등 방향족 아미노산(aromatic amino acid:AAA 뇌에서 가성(假性) 신경전달물질 역할)과 대항해 AAA 기능을 감소시키는 작용을 한다.

뇌성 혼수를 동반한 간경변 환자를 위한 아미노산 수액주사제는 BCAA 위주로 들어있고 간에서 대사되는 아미노산은 최소량만 들어있다. 중외제약 '헤파타민', 동신제약 '헤파로솔' 등이 있다. 반면 일반적인 종합 아미노산 수액제는 오히려 간성·뇌성 혼수를 악화시키므로 절대 금기다.

뇌성 혼수 및 고암모니아혈증을 개선하기 위해 대표적인 삼투성 하제가 락툴로스(lactulose 중외제약 듀파락시럽)이다. 이 약은 위장관에서 분해돼 젖산(lactic acid)과 초산(acetic acid)으로 변해 위장관안의 pH를 낮춰 NH_3(암모니아)를 NH_4^+(암모늄 이온)로 전환시킴으로써 NH_3의 흡수를 저해한다. 또 장에 수분을 증가시켜 배변을 촉진하므로 장내 세균에 의해 NH_3가 생성되는 것을 막는다. 구연산 마그네슘(magnesium citrate)을 경구투여하거나 관장제로 장 내용물을 세척하는 것도 암모니아를 줄일 수 있는 방법의 하나다.

락툴로스를 사용한 다음에는 암모니아를 생산하는 장내 세균 박멸을 위해 네오마이신(neomycin)을 투여한다. 일정 시간 간격을 두고 경구투여하거나 1% 관장액으로 만들어 직장으로 주입해 관장한다. 네오마이신의 독성이 감지되면 메트로니다졸(metronidazole)로 대체한다. 네오마이신은 장기간 사용하면 청(聽)신경에 독성을 끼치며 신부전을 유발할 수 있으며 장내세균총(장내 여러 세균이 조화를 이뤄 분포하는 구조)

을 깨뜨려 설사를 초래한다.

플루마제닐(flumazenil 한국로슈 아넥세이트주)은 벤조디아제핀 약물에 의한 중추신경의 최면 및 진정작용을 역전(소실)시키는 효과를 갖는 약물로 뇌성 혼수를 개선할 수 있다. 뇌성 혼수는 신경활성을 억제하는 뇌내 신경전달물질인 γ-amino butyric acid(GABA)의 수용체와 벤조디아제핀 수용체가 활성화되는 것과 유사하다. 실제로 이들 두 수용체는 밀접하게 붙어있다. 플루마제닐을 쓰면 두 수용체가 억제되는 것으로 추정되므로 결과적으로 뇌 신경활성도가 높아지고 뇌성 혼수가 경감되는 효과가 나타난다는 이론적인 근거에서 이 약이 사용되고 있다.

파킨슨병 치료제인 레보도파(levodopa, l-dopa 한국유나이티드제약 유키슨정)도 뇌내 여러 신경전달물질의 정상화와 균형을 도모함으로써 뇌성 혼수 증상을 개선할 수 있다는 차원에서 쓴다. 효과가 미흡한 것으로 평가돼 사용빈도는 높지 않다.

* 간경변이 나타나면 복수가 차고 부종이 생긴다. 신장의 혈류량이 감소하고 이로 인해 나트륨 및 칼륨 저류량이 증가하면 수분배출이 억제돼 혈압이 올라가게 된다. 몸에 저장되는 수분이 늘어나지 않게 하기 위해서는 소금섭취량을 하루 0.5~2g 이하로 제한하고 수분도 하루에 1~2ℓ 정도로 소실량만 보충하는 게 기본 준수사항이다. 보통 이뇨제로 수분을 배출하지 않으면 복수가 자꾸 늘어 위중한 상태에 빠지게 된다. 매일 복수를 0.5kg씩 빼야 한다.

이런 경우에는 알도스테론 억제성 이뇨제인 스피로노락톤(spirono-lactone 한국화이자 알닥톤정)과 LOOP성 이뇨제인 퓨로세미드(furo-semide 한독약품 라식스정), 토라세미드(torasemide 한국로슈 토렘정)을 쓴다.

처음에는 효과가 완만한 알도스테론(aldosterone 신장에 작용해 이뇨작용을 억제하는 호르몬) 억제제인 스피로노락톤을 사용하여 이뇨를 유도한다. 복수와 뇌성혼수를 완화시키는 효과가 있다. 이 약으로 효과를 보지 못하면 보다 강력한 이뇨제인 퓨로세미드나 클로로치아자이드(chlorothiazide)를 쓴다. 스피로노락톤은 고칼륨혈증, 퓨로세미드는 저칼륨혈증을 유발하므로 이들 약품을 병용하면 전해질 이상의 부작용을 상쇄시킬 뿐만 아니라 이뇨효과를 높일 수 있다.

복수가 심해지면 의사가 주사기로 복수를 뽑아주는 천자요법을 한다.

이뇨제 투여나 천자요법을 하기 30분 전에는 알부민(albumin)주사요법을 실시하기도 한다. 혈장단백질로서 삼투압 평형을 맞춰주는 역할을 하는 알부민을 혈관주사하면 혈관의 삼투압이 높아지므로 삼투압 균형을 맞추기 위해 수분이 복강에서 혈관으로 이동하고 이에 따라 복수가 개선된다. 효과는 4~6시간 지속된다. 알부민은 신부전을 개선하는 효과도 있다. 일반인들이 알부민을 혈액영양제나 보약으로 잘못 인식하고 주사 맞는 경우가 많은데 알부민 수치가 정상이라면 필요 없다.

* 간경변으로 전신적 출혈성 경향이 있으면 지혈효과가 있는 비타민 K를 근육주사 또는 정맥주사한다. 심한 경우에는 혈액을 증량하기 위해 신선전혈동결혈장(fresh frozen plasma:FFP)을 수혈한다.

식도정맥류로 출혈이 있으면 이뇨억제호르몬인 바소프레신(vasopressin 한림제약 바소프레신주)을 정맥주사한다. 간문맥으로 흘러 들어가는 말초혈관을 수축시켜 결과적으로 간문맥의 혈류량과 혈압을 떨어뜨려 출혈을 감소시키거나 멎게 한다. 반복해서 사용하면 효과가 감소한다. 바소프레신의 전단계물질인 테를리프레신(terlipressin 한국페링 글라이프레신주)은 체내에서 바소프레신으로 천천히 변화한다.

소마토스타틴(somatostatin 한국페링 소마토스타틴주)은 선택적으로 내장혈관을 수축시킴으로써 간문맥의 혈류를 감소시키는 지혈제다. 급성 식도정맥류 출혈, 급성 위·십이지장 궤양 및 염증으로 인한 출혈 등에 쓴다.

옥트레오타이드(octreotide 한국노바티스 산토스타틴라르주)는 소마토스타틴의 합성유사체로서 급성 위정맥 출혈에 사용한다. 성장호르몬 분비를 억제하므로 손가락, 턱 등이 길어지는 말단비대증에도 사용한다. 소마토스타틴은 반감기가 수분에 지나지 않아 옥트레오타이드에 비해 효과가 매우 빠르고 단기간에 나타나며 매우 고가이므로 옥트레오타이드가 선호된다. 소마토스타틴은 오심,구토, 두통, 현기증, 저칼슘혈증, 고혈당 또는 저혈당, 혈소판감소증의 부작용이 있고 옥트레오타이드도 비슷하나 혈소판감소증 대신에 설사의 부작용을 갖고 있다.

메토클로프라마이드(metoclopramide 동화약품 맥페란주)도 홑정맥의 혈류를 감소시켜 출혈을·막는 데 이바지한다. 홑정맥(azygous vein)이란 가슴과 배의 심층에 있는 혈액을 모으는 정맥으로 기정맥(奇靜脈)으로 불리기도 한다. 많이 쓰이지는 않는다.

식도정맥류로 인한 재출혈의 예방을 위해서는 고혈압약의 일종인 베타차단제(β-blocker)를 쓴다. 많은 베타차단제 가운데 이런 역할을 하는 약으로는 프로프라놀롤(propranolol 대웅제약 인데랄), 나돌롤(nadolol 동아제약 코가드) 등이 있다. 이들 약은 교감신경계 β_1수용체를 차단해 심박출량 및 장간막(장을 매달아 고정하는 복막의 일부분)의 혈류량을 감소기고, β_2수용체를 차단해 문맥압과 문맥의 혈류량, 내장기관의 혈류량을 낮추므로 출혈을 예방할 수 있다. 저용량을 투여하다 점차 증량해 분당 맥박수가 55~60회 수준으로 떨어지거나 심장박동수가 25% 감소할 때까지 투여한다. 프라프라놀롤은 간에서 배설되므로 간경변으로 간기능이 떨어지면 배설이 억제돼 약효가 오래 지속될 가능성이 있고 간염증지수인 GPT, GOT가 상승할 수 있어 신중해야 한다. 반면 나돌롤은 신장에서 배설되므로 신부전이 있으면 용량을 조절할 필요가 있다.

그러나 기관지천식, 심부전증(울혈성 또는 폐성고혈압성), 발기부전, 손발저림, 혈당상승, 고지혈증 등의 부작용이 심하므로 이런 경우에는 협심증 치료제이자 혈관확장제인 이소소르바이드디니트레이트 (isosorbide dinitrate 경풍제약 이소켓 서방정)로 바꾸거나 이 약과 프라프라놀롤을 적절히 병용한다. 정맥압(문맥압)을 감소시켜 더 나은 예방 효과를 기대할 수 있다.

식도정맥류는 약물치료보다는 반고체상태의 경화제(硬化劑)를 출혈주위에 주사하는 방법(sclerotherapy), 출혈부위를 고무밴드로 묶어주는 결찰술(ligation band), 풍선형 지혈용 탐폰 삽입술(ballon tamponade), 경경정맥간내문맥간정맥단락(transjugular intrahepatic portosystemic shunt:TIPS) 등을 이용해 수술적인 방법으로 출혈을 막는 게 보다 근본적인 치료다.

* 간경변이 생기면 장관벽이 취약해져 세균이 침투하기 쉽다. 특히 간과 비장에 존재하면서 외부 침입 세균을 잡아먹는 마크로파지 (macrophage 대식세포)의 능력이 현저하게 떨어지면 세균이 복수에서 번식하면서 복수가 훨씬 늘어나고 색이 뿌옇게 된다. 대개 대장균, 녹농균, enterococcus균 등이 감염된다. 고열, 오한, 복통, 백혈구 증가의 증상이 나타난다.

따라서 이런 증상이 감지된다면 소변 세균배양검사를 실시하고 양성이면 항생제를 투여한다. 3세대 세파계 항생제인 세포탁심(cofotaxim 한미약품 세포탁심주), 세프트리악손(ceftriaxone 대웅제약 곰세핀주)이나 아미노글리코사이드 계열의 항생제인 겐타마이신(gentamycin 근화제약·국제약품 겐타마이신주), 이세파마이신(icepamicin 유한양행 이세파신주) 등을 정맥주사한다. 또는 강력 퀴놀론계 항생제인 오플록사신

(ofloxacin 제일약품 타리비드정), 시프로플록사신(ciprofloxacin 바이엘헬스케어 씨프로바이정), 레보플록사신(levofloxacin 제일약품 크라비트 주사제)을 복용하거나 주사한다. 퀴놀론계 항균제나 설파메톡사졸 + 트리메토프림(sulfamethoxazole + trimethoprim 한국로슈 박트림정), 아목시실린(amoxicillin 대웅제약 곰실린캡셀)을 예방약으로 복용할 수 있다. 알부민을 투여하면 신부전 발병률 및 사망률을 낮출 수 있다.

  * 간경변으로 인해 가려움증이 심해지면 항히스타민제인 클로르페니라민(chlorpheniramine)을 복용한다.

담석 · 황달

담석은 담낭(쓸개), 담관(담도), 간에 돌이 생긴 것이다. 간에서 생성된 담즙(bile)이 여러 요인에 의해 딱딱한 성분으로 굳어진 것이다.

◎ 담석의 분류

간에서는 하루에 약 800㎖ 정도의 담즙을 만들며 담즙은 간내 담관, 총간관을 거쳐 담낭에서 일시적으로 약 8배 농축돼 총담관(간외 담관 또는 간외 담도)을 통해 십이지장으로 나오게 된다.

간에 생긴 돌을 간내 담석 또는 담관 담석, 담낭에서 생긴 돌을 담낭 담석, 총담관에 생긴 담석을 총담관 담석 또는 간외 담석이라고 한다. 치료는 담낭 담석, 총담관 담석, 간내 담석 순으로 치료가 쉬우며 간내 담석의 경우에는 작은 돌이 간 곳곳에 박혀 있어 수술하기도 지극히 어렵다. 대체로 서구인들은 담낭 담석이 많으나 아시아인들은 간내 담석 및 총담관 담석이 더 많다. 간과 쓸개에 생긴 것이 담석이라면 신장에 생긴 것을 신 결석 또는 요로 결석, 췌장에 생긴 것을 췌석이라고 한다.

담석은 구성 성분에 따라 콜레스테롤 담석과 빌리루빈(색소성) 담석으로 나뉜다. 콜레스테롤 담석은 유백색이나 엷은 노란색을 띠며 서양인들에게 많은 반면 색소성 담석은 검은 빛을 띤 노란색이나 갈색, 흑색을 보이며 아시아인에게 많다.

콜레스테롤 담석은 주로 담낭에서 생긴다. 과식하거나, 혈중 콜레스테롤 함량이 높거나, 비만하면 담즙 내 콜레스테롤 성분이 증가해 포화량을 넘어서게 돼 담석이 형성된다. 정상인의 담즙은 콜레스테롤이 총 담즙지질의 7% 이하로 불포화상태이지만 담석증 환자는 9% 이상으로 과포화상태다. 따라서 간에서 콜레스테롤 합성이 증가하거나, 혈중에서 콜레스테롤이 유입돼 담즙으로 바뀌거나, 간장에서 콜레스테롤을 녹이는 담즙산(bile acid 담즙을 이루는 한 성분)의 생성이 감소되면 담석이 생기기 쉽게 된다. 장 절제수술을 받아 장이 짧은 사람이나 소장에 염증이 생긴 경우에는 담즙산의 흡수가 장애를 받아 담즙산의 양이 감소하고 상대적으로 콜레스테롤의 비중이 높아지므로 담석 형성이 잘된다.

빌리루빈 담석은 적혈구의 분해산물(노폐물)인 '빌리루빈'이 담관에 사는 세균이 분비하거나 담관 벽이 상처를 입었을 때 분비되는 '베타-글루크로니다제' 효소에 의해 잘 녹지 않는 상태로 변화된 다음 칼슘과 결합하면 딱딱한 돌을 만든다. 담즙 중에는 이 효소의 작용을 저지하는 '글루카로락톤'이라는 물질이 있어 담석이 생기는 것을 방지하고 있는데 영양상태가 좋지 않은 사람일수록 이 물질이 적어 색소성 담석이 잘 생길 수 있다. 서구인들이 지방질과 단백질을 충분히 섭취해 콜레스테롤 담석이 많은 데 반해 아시아인들은 탄수화물 섭취비율이 높아 빌리루빈 담석이 많다. 국내 고령자나 농촌 주민에서 담도내 빌리루빈 담석이 많은 것은 이런 이유 때문이다. 하지만 한국도 고지방식이 늘면서 콜레스테롤 담석이 과반을 차지하고 있다.

◎ 원인과 증상

담석은 고지방식과 불규칙한 식사, 일시적 과식으로 담즙 흐름의 리듬이 깨진 경우에 생기기 쉽다. 기름진 음식을 과식할 때 지방질을 소화시키기 위해 담낭이 수축해 담즙이 한꺼번에 십이지장으로 많이 나오면 담즙이 뭉쳐 일부가 담석으로 굳어진다. 염증이나 감염 등에 의해 담도가 좁아지거나 스트레스가 극심한 경우에도 담즙의 흐름이 방해를 받아 담석이 잘 발생한다.

담석으로 인한 증상은 없는 경우가 대부분이나 때로는 상복부나 우측 늑골 하부에 극심한 통증을 유발하며 어깨 결림, 오심, 구토, 오한, 발열, 황달 등의 증상을 일으키며 담낭염, 담도염, 췌장염을 일으킬 수 있다. 발작 전에 비교적 장기간에 걸쳐 식욕부진을 호소하는 경우도 있다. 담석은 초음파로 비교적 쉽게 진단할 수 있으나 때로는 자기공명영상촬영(MRI)이나 내시경을 이용하여 진단한다.

◎ 약물치료

담석의 크기와 위치, 주변 염증 상태에 따라 약물치료, 내시경 수술, 개복 수술 여부를 결정한다. 85~96% 정도는 내시경적 수술로 담석을 제거할 수 있으나 때로는 개복수술을 하는 게 더 효과적일 때도 있다.

약물치료는 콜레스테롤 담석이면서 크기가 1cm 이하이고 담낭 기능이 정상이며 담관이 막히지 않았을 경우에 우르소데옥시콜린산(ursodeoxycholic acid:UDCA 대웅제약 우루사정 · 연질캅셀, 삼성제약 쓸기담 연질캅셀)을 쓴다. 1년 이상 장기복용하면 환자의 30%에서 담석이 완전 용해되나 국내서는 이런 환자가 그리 많지 않고 치료효과가 미흡하므로 대개는 수술이 권장된다. 담즙 성분인 콜린산(cholic acid)과 유사해 장에서 담즙을 유화(乳化)시켜 침전(담석)이 생기지 않도록 하고 간에 작용해 담즙 분비를 촉진한다.

다른 담석용해제로는 케노데옥시콜린산(chenodeoxycholic acid:CDCA)이 있는데 완전용해도는 7%에 불과하고 심한 설사가 약 40%에서 발생하고 3%에서는 간기능 저하까지 올 수 있어 거의 쓰이지 않는다.

울산대 김명환 소화기내과 교수는 UDCA에 모노에탄올아민(mono-ethanolamine) 등을 복합한 특허물질로 내시경 수술로도 제거하기 어려운 간내 담석(주로 칼슘과 빌리루빈이 결합한 갈색 담석)을 용이하게 녹여내는 개가를 올리기도 했다.

담즙분비를 촉진하고 지방분해를 돕는 소화효소제로는 아진트아미드(azintamide 일양약품 아진탈정의 주성분)와 판크레아틴(pancreatin 탄수화물·단백질·지방질 분해효소의 복합체)가 있다.

담즙 정체로 환자가 심한 가려움증을 호소하면 항히스타민제인 클로르페니라민(chlorpheniramine)을 쓴다. 그러나 효과가 미흡하면 담즙분비를 촉진해 이담 효과를 발휘하는 신경안정제인 페노바르비탈(phenobarbital)이나, 담즙성 간경변·담도폐쇄·담도협착증으로 인한 가려움증에 특효가 있는 콜레스티라민(cholestiramine 보령제약 퀘스트란현탁용산)을 추가 투여한다. 콜레스티라민은 소장내 담즙산과 결합해 신속히 체외 배설을 유도하므로 체내 전반의 담즙산 농도를 낮출 수 있다. 따라서 담관이 부분적으로 막히거나 담즙산 배설에 문제가 생겨 담즙산에 의해 온몸이 가려울 때 이를 완화시키는 효과가 있다.

이밖에 담낭을 수축시키거나 담관의 오디(oddi)괄약근을 이완시켜 담즙 배출을 촉진하는 약으로는 황산마그네슘(magnesium sulfate)

20~25% 용액과 올레인산(oleic acid 쌀겨기름의 주성분) 등이 있다.

담석은 예방과 재발 방지를 위해 식사요법이 매우 중요하다. 규칙적으로 식사하고 기름기나 콜레스테롤이 많은 음식을 제한해야 하며 저단백질 식사는 담석생성을 조장할 수 있기 때문에 급성 발작기를 제외하고는 단백질을 충분히 섭취해야 한다. 체중과다나 비만에는 당질을 제한하고, 식물성 섬유소를 가급적 많이 섭취하면 담석이 덜 생긴다. 커피, 후추, 고추, 카레 등과 같은 식품들은 위액분비를 촉진하여 2차적으로 담낭을 수축할 수 있으므로 이미 담석이 있으면 조심해야 한다. 단백질이 풍부하고 지방질이 적은 어패류나 육류 중 닭고기나 돼지고기의 붉은 살을 섭취하는 게 바람직하다.

◎ 황달 치료

담석이나 중증 간질환이 생기면 수반되는 질환이 황달이다. 황달은 적혈구의 노폐물이자 담즙 색소인 빌리루빈이 비정상적으로 증가해 피부(주로 얼굴과 손바닥), 안구, 점액에 침착한 것이다. 담석이나 간세포 기능 장애에 의해 담관에서 장으로 배출돼야 할 담즙이 출로를 막히게 되면 황달이 생긴다. 또 혈구가 지나치게 많이 파괴되는 용혈성 빈혈인 경우에도 황달이 생긴다.

황달은 중증 간질환에 의한 것이 아니라면담석과 마찬가지로 고단백식 및 고함량 비타민이 요구되므로 각종 비타민제와 아미노산 제제를 보급해준다. 약물치료에는 유해물질과 결합해 배출을 유도하는 글루쿠론산(glucuronic acid), 간기능을 향상시키는 오로틴산(orotic acid), 신진대사와 혈당강하를 돕는 치옥트산(thioctic acid 또는 α-lipoic acid 부광약품 치옥타시드정), 노폐물의 배출을 유도하고 복수차는 것을 예방하는 이뇨제, 황달로 인한 염증과 가려움증을 완화시켜주는 부신피질호르몬(steroid제제) 등을 사용한다.

바이러스성 간염

1996년까지만 해도 바이러스성 간염과 알코올성 간염 등의 간 질환은 장기별로 따져볼 때 사망률이 가장 높았다. 그러나 간염 바이러스 예방접종이 보편화되고 위생수준이 개선되어 순위는 심장, 폐, 위, 간 등의 순서로 바뀌어가고 있다.

그럼에도 불구하고 한국은 다른 동아시아지역과 함께 급·만성 간질환이 만연한 지역에 속한다. 간염 바이러스 감염률이 결코 낮지 않다. 간은 몸의 화학공장으로 각종 영양소의 소화, 대사, 저장, 배설, 해독 등을 총지휘한다. '몸이 열 냥이면 간은 아홉 냥'이란 말이 있듯이 간이 망가지면 온몸이 피곤해지면서 시나브로 생명이 꺼져가게 된다. 만성간염이 방치되면 간 실질세포의 섬유화를 초래해(탄력없고 질긴 상태로 변해) 간경변이 발생하고 간암으로 악화될 수 있다.

◎ 간염의 분류

간염은 크게 바이러스 감염과 알코올의 과잉섭취에 의해 발병한다.

간 기능 관련 혈액검사 지표

항 목	정상 범위	의 미
GOT(AST:aspartate aminotransferase)	13~40 IU/L	아미노산대사에 관여하는 효소로 간 세포가 파괴돼 염증이 있으면 혈중 농도가 올라감. GOT는 심근, 근육, 혈액, 간이 파괴될 때 상승
GPT(ALT:alanine aminotransferase 에 더 유용	7~40 IU/L	GPT는 간이 파괴됐을 때에만 수치가 올라가 므로 GPT가 GOT보다 바이러스성 간염 진단 한 지표. 간경변이 되면 AST, ALT치는 오히 려 정상에 가까워질 수 있음
LDH(lactate dehydrogenase)	200~400 IU/L	간세포가 파괴되면 수치가 증가
γ-GTP(glutamyl	0~50(8~35)	간 담관 십이지장으로 흘러가야 할 담즙이 간 세포에서 잘 배출 되지 못하거나 담도가 막혔 을 때 증가. 술마시면 증가. γ-GTP와 ALP의 동반 상승은 간 질환의 강한 증거.
ALP(alkaline phosphatase)	25~100 IU/L	간에서 만들어진 담즙이 잘 배출되지 못하거나 담도가 막힐 때 증가. 간 종양이나 골 질환일때 도 상승.
total protein	6.5~8.0g/dℓ	간기능이 저하되거나 다른 질병이 있으면 높 아지거나 내려감
total bilirubin	0.2~1.2mg/dℓ	간의 담즙 배설기능이 떨어지면 담즙 성분인 빌리루빈이 증가. 심한 만성간염, 진행된 간경 변, 황달, 급성 간염, 췌장염, 췌장암, 담도 폐색 등의 지표
albumin	3.8~5.3g/dℓ	알부민이 혈청 단백질의 50~60% 차지. 간세 포가 충분치 않으면 알부민량 감소. 수치가 낮 으면 부종이 나타남
A/G(albumin/ γ-globulin) ratio	1.2~2.2	간에 염증이 생기면 알부민은 감소하고 감마 글로불린이 증가하므로 A/G는 간염이 진행 될수록 내려감
PT (prothrombin time)	정상의 75~100%	간세포에서 혈액응고인자인 프로트롬빈을 적 게 만들면 혈액응고시간이 길어짐. 정상보다 낮으면 간기능 부전

일반인의 상식과 달리 바이러스 감염에 의한 것이 90%를 웃돌고 알코올 중독, 약물복용, 면역기능이상 등에 의한 것은 10%가 채 못된다.

한국의 만성간염에 의한 사망률은 세계 1위다. 이는 그만큼 바이러스성 간염환자가 많다는 얘기다. 간염 바이러스는 A, B, C, D, E, G형까지 모두 6종이 발견됐는데 B, C, D, G형이 만성간염을 일으키며 이 가운데 한국인에게 발병빈도가 높고 생명을 위협하는 게 B형과 C형이다. 국내 만성 간질환의 약 60~75%가 만성 B형간염, 10~20%가 만성 C형간염에 걸려있는 것으로 추산된다. A형은 주로 급성 간염을 일으키는데 사망 위험이 높지 않으나 면역력이 떨어져 있는 경우 치명적일 수 있다.

◎ B형 간염의 원인과 치료

HBV와 간염에 대한 상식

B형 간염바이러스(hepatitis B virus:HBV)의 항원은 표면(s)항원, 핵(c)항원, e항원 등 3가지다. HBV가 몸 안에 들어오면 각각의 항원에 대해 항체가 생기는데 핵항원을 제외하면 나머지 모두 혈액에서 찾을 수 있다.

B형 간염 감염여부를 아는 데는 s항원의 유무가 중요하다. s항원이 있으면 간에 염증이 없는 건강한 HBV보유자이거나 만성 B형 간염환자라는 얘기다. 이 중 s항원에 대한 항체가 있으면 아주 다행이다. 일반적으로 성인의 75% 정도가 이 항체를 갖고 있는 것으로 추정되며 예방접종을 하면 이 항체가 없는 사람의 60~80%에서 항체가 새로 생기는 것으로 조사되고 있다 e항원이 있다는 것은 HBV가 왕성하게 증식하고 있으며 전염성이 높은 상태를 말한다 e항원에 대한 항체가 있다는 것은 HBV의 증식이 끝나고 전염성이 잦아들었다는 표시다.

B형 간염 예방 접종

B형 간염백신은 대개 생후 2개월 이내에 처음 맞고 1개월 후 2차 접종, 6개월 후 3차 접종을 받는다. 이렇게 하면 항체가 생기는 비율이 95% 정도 되는 것으로 알려져 있지만 실제는 성인의 10~15%에서 항체가 생기지 않는다. 40세가 넘으면 항체 생성이 느리고 항체 생성량(역가)도 적다. 모체가 이미 B형 간염에 감염돼 있는 경우나 면역억제제를 복용하는 사람의 경우도 항체가 생기는 게 거의 불가능하다. 이런 경우에는 다시 3회를 재접종하는데 약 절반에서 항체가 형성된다고 한다. 어머니가 s항원 양성인 경우는 대략 3~8%로 신생아의 90% 가량이 HBV보유자가 된다. 따라서 감염 신생아는 출생 후 12시간 안에 B형 간염백신과 항체의 일종인 인간면역글로불린(human immuno-globulin:HBIG)을 동시에 주사 맞아야 한다. 일단 만성 간염 보균자가 되면 이를 벗어나기 어려울 뿐만 아니라 간경화나 간암의 발병위험이 훨씬 높아지므로 예방접종은 필수적이다.

유전자재조합을 통해 만든 B형 간염바이러스의 s항원을 미량 근육주사하는 것으로 접종부위가 일시적으로 아플 수 있으며 약간 빨갛게 부어오르거나 미열이 나타날 수 있다. 녹십자백신 '헤파박스진TF주', LG생명과학 '유박스B주', 보령바이오파마 '헵티스B주' 동신제약 '헤파문주' 등이 제품화돼 있다.

이런 기존 간염백신에도 불구하고 s항원에 대한 항체가 생기지 않으면 pre-s_1, pre-s_2 항체를 보강한 pre-s간염백신을 투여하는데 무반응자의 70%에서 항체가 생성된다는 보고다. 또 s항원에 대한 항체가 기준치인 10mIU/㎖ 이하로 떨어지면 5년 주기로 추가접종을 하게 된다.

바이러스는 혈액, 체액(정액, 질 분비물, 모유, 눈물, 타액, 진물), 주사바늘 등을 통해 타인에게 전염될 수 있다. 출산 전후에 아이에게 감염되는 경우가 가장 많고 그 다음이 취학 전후다.

1983년 간염예방백신이 도입되기 전에는 전인구의 7~10%가 만성 B형 간염바이러스 표면(s)항원을 보유한 잠재성 또는 활동성 간염환자였다. 그러다 백신접종사업이 국가적으로 추진되면서 최근에는 1~3%대로 떨어졌다. 그러나 백신의 혜택을 입지 못한 40~50대의 만성간염 바이러스 보유자는 여전히 간경변, 간암으로 악화될 위험에 노출돼 있어 끊임없이 신경써야 한다.

간염 바이러스항원을 갖고 있으나 간세포가 파괴되지 않아 간 기능이 정상일 경우에는 일반적인 간장약이나 인터페론, 라미부딘, 아데포비어 같은 항바이러스제를 사용할 필요가 없으며 효과도 기대하기 어렵다. 모체로부터 수직감염됐을 경우 약 10~30년 정도 별 탈없이 지낼 수 있으나 그 이후가 문제다. 이런 사람들은 알코올이나 간에 해를 주는 약물을 섭취하지 않도록 주의하는 것은 물론 과도한 운동을 삼가며 6개월에 한 번 정도 간기능 검사를 시행하면서 추후 대책을 모색해야 한다.

만성간염은 간경변으로 진행되는 것을 막는 게 가장 중요한 치료 목표다. 이를 해결하려면 효과적인 항바이러스제의 개발이 시급한데 증상을 확연하게 호전시킬 약은 있지만 완벽하게 근치시킬 약은 마땅한 게 없는 실정이다.

B형 간염 약물치료

* 우선 알파인터페론의 효과는 기대에 못 미친다. 치료대상자의 30~40%만 효과를 볼 수 있다. 서양인에게는 40~50%에게 효과가 있지만 동양인에게 이 정도 밖에 효과가 없는 것은 한국을 포함한 대다수 아시아계 환자들의 경우 병이 많이 진전된 후에 치료를 받기 때문인 것으로 분석된다. 더욱이 투약 중지 후 6개월까지 효과가 지속된 비율은

10~20%에 불과한 것으로 나타나고 있다.

알파 인터페론은 최소 6개월 정도 주 3회 근육 또는 피하주사를 맞아야 한다. 처음 주사할 때에는 발열, 오한, 두통이 심하고 장기적으로는 피로, 근육통, 식욕감퇴, 체중감소 등이 나타난다. 고생에 비해 효과가 너무 적다. 심하면 빈혈과 백혈구 및 혈소판 감소 같은 부작용이 유발될 수 있다. 그러나 간기능장애가 심할 경우 인터페론에 치료반응을 보인다면 질환의 악화를 막을 수 있으므로 투여를 긍정적으로 고려해 볼 만하다.

* AIDS치료제이자 B형 간염치료제인 라미부딘(lamivudine 글락소스미스클라인 제픽스정, 에이즈치료제로 쓰일 때는 성분명이 epivir로 달리 불림)은 만성 B형 간염바이러스(HBV)의 DNA가 양성일 때 투여되며 효과가 있는 경우 HBV-DNA가 제로에 가깝게 떨어진다. 이 약은 HBV가 증식할 때 DNA를 생성 또는 연장하는 것을 방해한다. 즉 HBV가 증식하려면 DNA중합효소에 의해 DNA길이가 연장돼야 하는데 라미부딘은 새로 합성되는 DNA사슬에 끼어 들어가 정상적인 DNA복제를 방해한다. 이 약은 인터페론과 달리 경구복용이 가능하고 DNA에만 특이적으로 작용하므로 인체에 거의 부작용이 없다.

제픽스의 효능은 임상시험 결과에서 잘 드러난다. 제픽스 100mg을 하루 한 알씩 복용한 B형 간염환자의 98% 이상에게서 복용 2주일 만에 바이러스 증식이 억제되는 것으로 나타났다.

이 약을 복용하면 대부분의 환자에서 간기능이 호전된다. GPT(또는 ALT:alanine aminotransferase)나 GOT(또는 AST:aspartate aminotransferase) 등 간 염증지수가 정상화되고 간염환자의 98%에서 복용 후 2주일 만에 HBV의 증식이 억제되고, 90% 이상의 환자에서 HBV-DNA가 감소되며, 60~80%에서 HBV-DNA가 소실되는 효과를 볼 수 있다. 또 국내 임상시험결과 환자의 65.7%에서 GPT수치가 정상화됐다. 이렇게 되면 간세포의 염증을 멎게 해 간세포가 섬유화되거나 간경변, 간암으로 악화되는 것을 막는 효과를 기대할 수 있다. 라미부딘을 복용한 만성간염환자는 1.8%만이 간경변을 나타내 인터페론의 9.5%보다 훨씬 우수했다. 항체 생성률은 라미부딘이 기존의 인터페론보다 높은 반면 치료비는 훨씬 저렴하다.

그러나 완벽하지는 않다. 일반적으로 e항원이 소실되고 e항체가 생성돼야 재발 가능성이 적다. 라미부딘 100mg을 복용하면 투여한지 1년 후에는 16~20%, 2년 후 27~30%, 3년 후 33~40% 정도만 e항원이 소실되는 것으로 나타나고 있다. 이는 복용 중에는 효과가 있으나 언젠가는 재발해 복용 전과 똑같이 될 수 있음을 의미한다. 얼마나 장기간 투여해야 근치가 되는지 확실치 않으며 복용을 중단하면 질환이 악화될 가능성이 높다.

문제는 장기간 라미부딘을 먹다보면 B형 간염 바이러스가 이 약에 내성을 띠어 더 이상 치료효과를 기대하기 어려운 환자가 생긴다는 것이다. 내성 여부는 3개월에 한번씩 HBV-DNA 검사를 받아서 확인한다. 이는 복용자 가운데 14~36%에서 'YMDA' 돌연변이가 생긴 간염바이러스가 나타나기 때문인데 이런 경우에는 라미부딘이 무용지물이 된다.

이에 따라 일부 전문의는 심한 간기능 장애를 동반한 만성간염 환자를 치료대상으로 국한시켜야 하며 라미부딘은 간염바이러스의 양을 줄일 뿐 s항원까지 없애는 효과는 없다고 지적하고 있다. 제조사인 글락소스미스클라인 측은 이 약을 2년간 복용할 것을 권하고 있는데 약을 끊을 경우 급격하게 바이러스가 증식하는 문제점이 있다는 게 의사들의 대체적 견해다.

HBV 감염으로 만성 간염이 진행되어도 역시 라미부딘이 적합하다.

현재로서는 다른 어느 약보다도 효과가 뛰어나며 최소 2년은 복용해야 한다. 라미부딘은 간암 수술 후 B형 간염의 재발을 막는데도 우수한 효과를 낸다.

* 이 같은 문제점을 극복하기 위해 라미부딘 다음으로 쓸 수 있는 약으로 등장한 게 아데포비어(adefovir 글락소스미스클라인 헵세라정)다. B형 간염 바이러스는 DNA사슬을 연장한 다음 이 DNA를 바탕으로 단백질 합성에 필요한 RNA를 판박이 한 다음 단백질 합성이 완료되면 이 RNA를 거푸집삼아 다시 증식에 필요한 DNA를 만드는 과정으로 번식한다. 아데포비어는 이 과정 가운데 마지막 순서인 RNA를 밑그림으로 삼아 DNA를 판박이하는데 관여하는 역전사효소(retro-transcriptase)를 저해함으로써 바이러스 증식을 방해한다. 이는 아데포비어가 뉴클레오티드(DNA는 뉴클레오티드와 인산 등으로 구성됨)와 비슷한 화학구조를 가졌기 때문에 바이러스의 역전사효소와 결합함으로써 바이러스의 역전사 과정을 차단하는 것이다. 라미부딘이 DNA사슬 연장을 방해한다면 아데포비어는 RNA로부터 DNA를 판박이하는 과정을 교란해서 억제하는 것이다.

아데포비어는 인간의 중합효소보다 바이러스 중합효소에 훨씬 더 친화력이 높기 때문에 B형 간염 바이러스의 DNA를 선택적으로 억제할 수 있다. 즉 아데포비어는 유연한 경첩형(hinge-type) 화학구조를 가지고 있어 공간적으로 잘 휘어지고 이 덕택에 바이러스성 중합효소와 결합하는 능력이 크다. 따라서 간염바이러스가 돌연변이를 일으켜 약물에 내성을 보이는 것을 억제할 수 있으며 B형 간염에 대한 치료 강도도 라미부딘에 못지 않다.

이와 함께 아데포비어는 B형 간염 중합효소와 구조적으로 매우 유사한 에이즈 바이러스(human immunodeficieny virus:HIV)중합효소에도 효과가 있는 것으로 나타나고 있어 AIDS 치료제로서의 가능성을 인정받고 있다.

아데포비어는 HBV를 완전히 제거하지는 못하지만 감염된 간세포의 cccDNA의 수치를 줄여주는 것으로 나타나고 있다. 간염 바이러스의 DNA는 cccDNA의 형태로 숙주(사람의 간)세포에 존재하므로 이는 HBV-DNA복제가 감소된다는 사실을 입증한다. 용량 의존적으로 약효가 나타나며, 다시 말해 복용량에 비례해 약효가 커지며 간 염증지수인 GPT(ALT) 수치도 개선시키는 것으로 나타나고 있다. 이 약은 제픽스와 마찬가지로 하루 한 번 복용하며 신기능 장애가 심하면 용량을 줄이거나 복용을 삼가야 한다.

라미부딘과 아데포비어는 간 염증지수인 GPT 또는 GOT가 80 이상인 경우 건강보험을 적용받아 복용할 수 있다.

* 이밖에 B형 간염치료제로는 엔테카비어(entecavir 브리스톨마이어스스큅(BMS) 바라클루드정)가 2005년 4월 미국 식품의약국(FDA)로부터 신약 시판 허가를 받았다. 이 약은 라미부딘보다 바이러스 억제능력과 간 염증 및 간 손상을 호전시키는 효과가 강한 것으로 나타나고 있다.

중국인 성인 만성 B형 간염환자 519명을 대상으로 한 시험결과 엔테카비어는 복용자의 90%가 48주만에 HBV-DNA 수치가 제로에 가까운 것으로 나타났고 GPT수치도 정상범위여서 라미부딘을 투여한 환자군의 67%보다 높은 것으로 나타났다고 BMS측은 주장하고 있다. 또 라미부딘 내성을 보이는 환자의 1%만이 엔테카비어에 내성을 보인다는 통계. 엔테카비어는 라미부딘이나 아데포비어 등 뉴클레오사이드 계열의 항바이러스제로 치료받은 경험이 없는 환자에게 쓸 경우 적어도 48주(1년) 이내에는 내성이 생기지 않는다는 연구 결과도 나와 있다.

이와 함께 부광약품이 개발중인 클레부딘(clevudine)은 4주 복용으로 간염 바이러스 양을 0.1~1% 수준으로 낮출 수 있는 것으로 기대를 모으고 있는데 2006년 말에 국내 시판될 것으로 예상된다.

다국적 제약사 노바티스가 개발중인 텔비부딘(telbivudine)은 라미부딘에 비해 HBV-DNA가 감소하는 정도가 좀 더 큰 것으로 알려지고 있다. 2007년 말에 국내 시판이 전망된다.

이밖에도 리바비린(ribavirin 일성신약 바이라미드캡셀)과 알코올성 간염 치료에 쓰이는 각종 간 보호제가 B형 간염에 널리 쓰인다. 스테로이드 제제인 프레드니솔론(prednisolone)을 하루 40~60mg씩 4~6주간 단기 대량 투여하는 방법은 혈중 빌리루빈치가 높고 뇌성혼수가 동반됐을 때 효과적이다. 펜톡시필린(pentoxyfyllin 한독약품 트렌탈정)과 실로스타졸(cilostazol 한국오츠카 프레탈정)은 간의 염증 완화 및 혈액순환 개선을 위해 자주 쓰인다. 출혈이 심하면 비타민 K를 투여하고 혈장과 혈소판을 수혈한다. ▶▶ 알코올성 간염 참고

◎ C형 간염의 원인과 치료

C형 간염은 주로 수혈, 수술, 문란한 성관계, 마약주사시 불결한 주사침 사용, 문신, 피어싱 등으로 전염되며 가족내 수직감염은 극히 드문 것으로 알려져 있다. 한국인의 1% 가량이 C형 간염 양성 환자다. C형 간염은 예방백신이 아직 개발되지 않았으며 치료제 종류가 적고 치료역사가 B형에 비해 일천해 치료하기가 B형보다 다소 까다롭다. 그러나 C형 간염바이러스 가운데 특정 유전자형을 가진 것은 인터페론에 잘 반응하기 때문에 6~12개월만 치료하면 완치도 가능하다.

C형 간염환자는 인터페론 α-2a나 인터페론 α-2b 투여로 환자의 25~30% 가량이 치료효과(C형 간염 바이러스 RNA가 사라짐·음전율로 나

타냄)를 보지만 나머지는 효과가 거의 없다. 일반적으로 6개월 이상 C형 간염 바이러스를 갖고 있고 바이러스 수치가 오르락내리락하면서 간경화 위험이 높아질 때 인터페론 치료를 한다. 인터페론은 감염된 숙주(사람의 간) 세포에서 세포독성-T세포(Cytotoxic T lymphocyte)를 증폭시켜 이것으로 하여금 간세포를 파괴하는 바이러스를 죽이도록 유도하는 면역조절단백질이다.

이런 인터페론에 치료효과가 없자 등장한 게 한국로슈가 2004년 3월 내놓은 C형 간염 치료제 페가시스(성분명 pegylated interferone α-2a) 주사제와 한국쉐링 프라우의 페그인트론(성분명pegylated interferone α-2b)주사제다. 이들 페그화(PEG化) 인터페론은 기존 인터페론에 PEG(polyethylene glycol)사슬을 부가한 것으로 약효지속시간이 5~7일로 늘어났으며 기존 인터페론에 비해 항바이러스 효과가 높아 치료효과가 35~40%에 달한다. 1주일에 한 차례 피하주사하기 때문에 편리하며 기존 인터페론의 주 3회 치료보다 간편하며 그만큼 부작용도 적다. 이들 두 의약품 중 뭐가 더 나은지에 대해서는 아직 체계적인 연구결과가 없으나 약효의 지속성, 안정성면에서 페가시스가 다소 우월한 것으로 평가되고 있다.

바이러스의 유전형은 I~VI형으로 나뉘는데 국내에는 I형 환자가 가장 많고 다음으로 II형이 많으며 나머지는 드물다. 그런데 페가시스나 페그인트론의 경우 주로 II, III형 바이러스에 잘 들어 6개월(24주)만에 주사하면 75% 가량이 치료되는 반면 I형에는 효과가 미흡해 40%를 밑돌고 그나마 1년(48주) 이상 투여해야 미력하나마 효과를 기대할 수 있다. 그래서 한달에 80만원을 웃도는 치료비용을 보전해주기 위해 정부에서는 현재 고가의약품인 페가시스 주사제와 페그인트론 주사제를 만성C형 유전자 I형 간염 바이러스에 감염된 환자에게 최장 12개월까지만 건강보험 혜택을 주고 있다.

투여 후 3개월 이내에 간염 바이러스가 음성화되지 않으면 항바이러스제인 리바비린(ribavirin 일성신약 바이라미드캡셀)을 인터페론 또는 개선된 페그화 인터페론과 같이 투여한다. 최근에는 처음부터 병용 투여하는 게 보통이며 이로써 인터페론 또는 페그화 인터페론을 단독으로 사용할 때보다 치료효과를 10% 가량 추가로 올릴 수 있다. 리바비린은 DNA바이러스(B형 간염바이러스 등) 또는 RNA바이러스(C형 간염바이러스 등)에 대해 바이러스 핵산 합성을 억제함으로써 항바이러스 작용을 한다. 이 약은 단독으로는 효과가 미약해 쓰지 않으며 병용할 경우 C형 간염 바이러스 RNA 음전율을 높여 재발을 막는다. 리바비린과 각종 인터페론을 병용하면 치료효과가 높아지는 효과도 있으나 빈혈(혈구감소), 독감 유사 증상, 갑상선 기능 이상, 우울증 같은 부작용도 그만큼 커진다. 리바비린은 임신을 준비하고 있는 부부는 절대 복용 금기다. 남녀 모두 이 약을 복용하고 아이를 가질 경우 기형아가 태어날 확률이 높다.

B형 간염은 DNA바이러스라는 특성상 약으로 바이러스를 완전히 없애지 못하는 반면 C형 간염은 RNA바이러스이기 때문에 완전 퇴치가 가능하며 그렇기 때문에 '완치'라는 표현을 쓴다.

◎ A형 간염의 원인과 치료

최근 연간 2000~3000여 명의 환자가 발생하고 있다. 유아기부터 취학전 사이에 주로 전염된다. 공동우물물을 식수로 사용하거나 물을 끓여먹지 않거나 감염된 생선회를 먹는 등의 불량한 위생상태가 큰 요인이다. 2주간 발열, 복통 등의 증세를 보이다가 저절로 낫는다. 그러나 아주 드물게 급성 전격성 간염으로 사망할 수 있다.

10년 이상 예방효과를 나타내는 글락소스미스클라인의 '하브릭스백신' 과 한국MSD의 '박타백신' 이 있다. 이들 두 제품은 A형 간염 바이러스 균체(항원)를 포르말린으로 약독화(弱毒化)시킨 것으로 초회 접종으로 95~100%의 항체 생성능력 및 A형 간염 예방효과를 기대할 수 있다. 어깨 삼각근에 근육 주사한다.

하브릭스A는 세계 최초의 A형 간염백신으로 소아, 성인 모두 1차 접종 후 6~12개월째에 추가 접종한다. 박타는 1회 접종후 청소년은 6~18개월 후에, 성인은 6개월 후에 추가접종 한다. 박타가 부형제가 덜 들어 있고 항체생성능력도 약간 나을 것으로 평가된다.

A형 간염은 정형화된 치료법은 없으며 항체의 일종인 인간면역글로불린(HBIG)을 투여해 예방과 치료를 겸한다.

알코올성 간염(간장보호약 · 숙취해소제)

　　우리나라 성인 남성의 많은 술 소비량은 알코올성 간질환의 주범이다. 보통 사람의 경우 하루에 견딜 수 있는 알코올의 절대량은 80g이다. 이 양은 소주 1.25병(20도 기준), 맥주 2000cc(4.5도 기준), 위스키 200cc(40도 기준), 포도주 750cc(12도 기준) 등이다. 이보다 적게 마신다면 건강에 큰 지장에 없다는 것이지만 매일 마신다면 그것도 문제다.

　　많은 연구로 볼 때 10년 동안 매일 하루 80g씩 또는 5년 동안 매일 하루 150g씩 알코올을 섭취한다면 분명히 간에 어떤 문제가 생긴다. 하루에 80g씩 15년 이상 음주를 지속한다면 3분의 1, 하루에 150g씩 10년간 술을 마시면 절반이 알코올성 간경변(간경화)에 이르게 된다.

　　뭉뚱그려 말하면 과량의 만성 알코올 섭취자 중 20~30%에서 알코올성 간염이 생기고 이 중 10~15%에서 간경변이 생긴다고 한다. 여성은 위에서 알코올 분해효소가 적게 분비되고 혈장량(혈액의 수분)이 부족해 같은 양의 술을 먹어도 알코올 혈중 농도가 쉽게 올라가므로 남자보다 훨씬 간질환에 걸릴 위험이 높다. 대략 여자는 남자보다 10년 이상 빨리 알코올성 간염에 걸릴 위험이 있다.

알코올성 간염

여러 날에 걸쳐 과음했을 경우 나타나기 쉽다. 술을 마시면 간에서 알코올(alcohol)이 알코올분해효소(alcohol dehydrogenase:ADH)에 의해 분해되어 아세트알데히드(acetaldehyde)라는 독성물질이 되는데 이로 인해 간이 손상된다. 아세트알데히드는 알데히드분해효소(aldehyde dehydrogenase ALDH)에 의해 초산(acetate)으로 분해된 후 최종적으로는 이산화탄소와 물로 나뉘어져 소멸된다. 이미 알코올성 간염인데도 과음했다면 아세트알데히드보다는 알코올 자체가 직접 작용하여 간세포를 파괴한다고 볼 수 있다.

이밖에 알코올은 △노화에 관여하는 유해 활성산소를 증가시키고 △체내 대사를 과도하게 만들어 저산소증을 유발하며 △지방산이 간으로 더 많이 유입되도록 해서 지방간을 초래하며 △체내의 면역 기능을 손상하고 △종국에는 간 섬유증과 간경변을 초래한다.

알코올성 간염의 증상은 바이러스성 급성간염과 마찬가지로 식욕이 없고 피로감과 구토증을 느끼게 된다. 때로는 복통이 심하고 열이 있고 황달이 심하게 나타난다.

알코올성 간염환자는 병세가 심한 경우에도 술을 끊으면 즉시 상태가 좋아지는 반면 어떤 경우는 급속도로 병세가 악화돼 갑자기 사망하는 경우도 있다. 또한 술을 끊어서 건강이 좋아진 사람이 다시 술을 마시면 간염 진행이 더 빨라질 수 있으니 주의해야 한다. 과음과 함께 과로, 스트레스가 겹친다면 간염 발병이 더 촉진될 수 있다.

알코올성 간섬유증

알코올에 의해 간 세포가 파괴된 후 그 자리에 섬유 조직이 증가하는 것으로 이를 알코올성 간섬유증이라고 한다. 간이 좀 굳어있고 부어있을 뿐 기능에는 별 이상이 없는 상태이다. 그러나 과음이 계속 이어지면 간섬유증이 간경화증으로 발전하므로 조심해야 한다.

알코올성 간경화증

보통 하루에 150g씩 10년간 술을 마시면 환자의 50%가 알코올성 간경변에 이른다. 검사 소견이나 환자의 증상, 합병증 등은 바이러스성 간염 후에 발생하는 간경화증과 동일하다. 하지만 피부 혈관종, 남성의 유방 비대 및 성욕 감퇴 현상 등은 바이러스에 의한 간경화증보다 더 심하게 나타난다. 간경화증 1기나 2기에 술을 끊으면 3기로 악화되지는 않는다.

약물성 간염

간염바이러스와 알코올 외에도 간염을 일으키는 주범 중 하나가 약물 남용이다. 대부분의 먹는 약은 장에서 흡수된 후 문맥을 통해 간으로 들어간다. 상당수 약물은 이물질로 간주돼 간에서 해체 대사된 후 유효 활성성분으로 인체에 어떤 영향을 미치며 나머지 일부는 대사되지 않은 채 신장을 통해 몸밖으로 배설된다. 이런 과정에서 간은 피곤해질 수밖에 없다. 주사약도 상당량이 간에서 처리되기 때문에 예외가 아니다.

의약품설명서에는 간의 염증정도를 나타내는 혈중 GOT, GPT치가 '약의 복용으로 일시적으로 상승할 수 있으나 계속 복용하면 정상화된다' 는 문구를 주의사항란에서 종종 찾아볼 수 있다. 이는 간이 건강한 경우 일정시간이 지나 간이 약물에 적응할 수 있기 때문에 크게 염려하지 않아도 된다는 뜻이다. 하지만 그렇지 않은 사람은 약으로 인해 피해를 입을 수 있음을 의미한다.

따라서 간이 나쁜 사람은 같은 효능의 약이라도 간에 해를 덜 주는 약을 골라먹어야 한다. 일반적으로 신약일수록 부작용에 대한 검토가 완벽하지 않아 간장, 신장에 안 좋은 영향을 미치는 경우가 더 많다. 약물 중에서 가장 많이 간 질환을 유발하는 게 항생제다. 의약분업 이전에는 국내 약물성 간질환의 3분의 1이 항생제에 의한 것으로 추정됐다. 일반적으로 곰팡이에서 바로 추출 정제한 것보다는 천연물질에 합성공정을 가한 반합성품이 간에 해롭다. 근래 가장 많이 쓰는 세팔로스포린계 항생제도 GOT, GPT를 상당히 올리는 경향이 있다. 테라마이신 계열은 간이 손상된 환자에게 사용하면 안된다. 아세트아미노펜(acetaminophen 한국얀센 타이레놀정)이나 이부프로펜(ibuprofen 삼일제약 부루펜정) 같은 해열진통제는 간 세포의 미토콘드리아 막투과성을 변화시켜 장기 복용하면 간세포의 괴사(necrosis)나 세포자살(apoptosis) 등을 초래하게 된다.

이밖에 이트라코나졸(itraconazole 한국얀센 스포라녹스캡셀) 같은 먹는 무좀약, 결핵약인 이소니아지드(isoniazid 한국유나이티드제약 지소닌정)와 리팜피신(rifampicin 유한양행 리팜핀정·캡셀), 정신질환약인 클로르프로마진(chlorpromazine), 엽산 대사를 억제하는 항암제인 메토트렉세이트(methotrexate 유한양행 메토트렉세이트정), 부정맥치료제인 아미오다론(amiodarone 사노피아벤티스코리아 코다론정) 등의 간 부작용이 심하다. 대부분의 당뇨병약, 일부 고혈압약과 고지혈증 치료제가 간에 일정한 악영향을 미친다.

◎ 간 염증지수 개선제(숙취해소제)

간장보호제 겸 간경변 치료보조제, 숙취해소제로 팔리는 약들은 간세포를 안정화시키고 간세포내 효소를 활성화시키며 간의 영양물질이 된다. 알코올성 간염에 일정한 효과가 기대되고, 바이러스성 간염에는 큰 효과를 보기 힘들지만 보조제로 또는 관행적으로 병행 처방되고 있다.

대표적인 약물로 비페닐디메틸디카르복실레이트(biphenyl dimethyl carboxylate, 한일약품 메테스캅셀, 파마킹 닛셀정, 한국코러스제약 디디비캅셀, 태평양제약 리비탈정), 티모나식(timonasic 보령제약 헤파리겐연질캅셀), 카두스 마리아누스 추출물[carduus marianus extract · 실리마린(silymarin) 부광약품 레가론캅셀 · 실리빈(sylibin) 한미약품 실리만연질캅셀], 우라자미드(urazamide 유한양행 리카바정), 메타독신(metadoxine 일양약품 알코텔정), 글루타치온(glutathione 동아제약 타치온정), citiolne(삼희약품 치옥시드렌캅셀, 삼일제약 시티옥소캅셀) 등이 있다.

* 비페닐디메틸디카르복실레이트는 간 염증지수인 GPT(ALT)가 지속적으로 상승할 때 이를 우선적으로 낮추기 위해 쓴다. 중국에서 개발된 약으로 오미자씨에서 추출한 성분이 항산화작용(간세포 지질의 과산화 억제)을 통해 간기능 개선을 유도한다. 또 간세포의 유동성 증가, 세포내 발전소라 할 수 있는 미토콘드리아의 구조 및 기능 보호, 간 세포막 안정화, 간내 대사효소인 'cytochrome-p450' 활성유도 등의 작용을 통해 독성물질 해독한다. 또 간의 평활소포체(smooth microsome: 인체에 필요한 단백질, 인지질, 콜레스테롤, 지방질 등 합성)를 증식하는 효과를 발휘한다. 이에 따라 환자의 70~90%에서 GPT가 정상화되는 효과가 난다. 그러나 간염증지수가 낮아진다고 간염이 궁극적으로 치료되는 것은 아니다. 즉 이 약을 비롯한 대부분의 간장보호제 및 간기능 개

선제는 알코올성 간염에 의한 간세포 손상을 원천적으로 회복시키지 못하고 바이러스성 간염에서 바이러스 간염을 퇴치하지 못하는 한계가 있으므로 궁극적으로 치료효과가 있다고 단정할 수 없다. 부작용으로 피부발진, 복통, 설사, 황달, 발열, 위장관 증상이 있다.

* 실리마린은 국화과 서양엉겅퀴꽃(Silybium marianum)의 열매에서 추출한 물질로 실리마린(silymarin)과 실리빈(silybin)이 주성분이다. 유럽에서 간질환 치료제로서 널리 사용되기 시작했으며 일명 '밀크 씨슬'(milk thistle)이라고 불린다. 간내 미토콘드리아나 마이크로솜에서 이뤄지는 지질의 과산화 및 콜레스테롤 축적을 막고 세포막을 안정시켜 적혈구 용혈(균열)에 따른 간세포의 파괴를 막는다. 간 실질세포의 RNA 합성(단백질 합성)을 촉진해 간세포 재생을 유도한다고 알려져 있다. 즉 세균, 알코올, 유해물질이 간에 들어가거나 피로와 영양결핍 등이 나타나면 간세포막이 손상되는데 이 약은 이를 방어하고 간세포를 부활시키는 효과가 기대되는 약물이다. 하지만 일각에서는 가벼운 간 피로회복제 정도로 평가하는 경향이 있다. 많이 먹으면 경미한 설사가 생길 수 있으므로 적당량 복용이 바람직하다.

* 티모나식은 간세포 기능유지에 필요한 TCA(tri carboxylic acid: 구연산)를 효과적으로 공급해주며 독성물질에 의한 간세포막의 과산화를 억제한다. 약물중독에 의한 급·만성 간 장애에 효과가 있는 것으로 알려져 있다.

* 우라자미드는 간세포 기능 및 재생에 중요한 에너지원으로 작용하는 ATP(adenosine triphosphate)의 생합성을 촉진한다. 알코올성 지방간으로 축적된 중성지방이나 콜레스테롤을 낮추며 간 환자가 주관적으로 느끼는 식욕부진, 권태감, 식곤증 등을 개선해주는 것으로 임상결과 나타나고 있다.

* 메타독신은 비타민B6(pyridoxine)의 유도체다. 간에서 알코올이 아세트알데히드와 아세트산(초산)과 이산화탄소 및 물로 분해되는 것을 돕는다. 알코올 분해과정은 일종의 산화반응이다. 메타독신은 보조효소인 NAD(산화형)의 비율을 NADH(환원형)보다 높여 NAD가 NADH로 환원될 때 그 반대급부로 알코올을 산화시켜 분해시킨다. 직접 알코올 분해에 관여하므로 알코올성 간질환과 만성알코올중독 치료에 가장 특화된 약이라 할 수 있다.

 * 글루타치온은 독성물질이 소변이나 담즙으로 배설되도록 촉진하는 항산화제이자 간장보호제이다. 유해 유리기(free radical), 발암물질, 천연독성물질, 유해활성산소 등에 의한 간세포 손상을 방어한다. 글루타치온은 간에 풍부하게 존재하는데 간내 글루타치온 저장량이 30%만 감소해도 간세포의 사망이 시작되는 것으로 연구되고 있다. 이와 함께 이담 및 담석용해의 효과를 기대할 수도 있다. 급·만성 간염의 치료보조제로 많이 쓰며 약물성 간염이나 약물중독, 알코올중독 등에도 사용할 수 있다.

 * 우르소데옥시콜린산(ursodeoxycholic acid: UDCA 대웅제약 우루사정·연질캅셀, 삼성제약 쓸기담연질캅셀)은 널리 알려진 약으로 웅담 담즙의 주요 성분을 합성한 것이다. 원래는 지방질 음식을 섭취해 분해시킬 때 필요한 담즙이 적게 나오거나 담도가 노폐물로 막혀 있거나 높은 콜레스테롤로 생긴 담석을 녹이거나 할 때 쓰는 약이다. 고지혈증 개선에도 도움을 주며 소장절제 후유증 및 염증성 소장질환으로 인한 소화불량에 사용한다. 만성 간질환을 개선하는 것으로 알려져 있지만 완전하게 입증된 것은 아니다. 다만 연구결과 우르소데옥시콜린산은 간 염증지수를 다소 낮춰주고 간세포 파괴를 억제하며 간에서의 면역과잉 현상을 줄여 간을 보호한다. 이로 인해 피로회복에도 간접적인 도움을 주

는 것으로 믿어지고 있다. 담도가 완전히 막혔거나 중증 간염환자에게
는 투여하지 말아야 하며 심한 췌장질환, 소화성궤양, 담석증환자에게
는 주의하여 투여하여야 한다.

　* 베테인(betaine 삼진제약 제테파캡셀)은 간내 지방축적을 방지하여
급·만성 간질환 치료제 및 간 해독제로 많이 사용된다. 시티올론은 간
세포막에서 아미노산 및 핵산 투과성이 지나치게 높아지는 것을 억제하
는 약으로 급·만성 간염과 간경변에 쓴다.

　* 간 대사에 비중있게 관여하는 오르니틴-아스파테이트(l-ornithine
-l-aspartate 한화제약 헤파멜즈산·겔), 시스테인(l-cysteine 구주제약
엘씨500연질캡셀), 아르기닌(arginine 동화제약 헬민200연질캡셀) 등의
아미노산과 리보플라빈(비타민B₂), 티아민(B₁), 니코틴산아미드(B₂) 등의
비타민이 간 해독을 돕는 보조치료제로 활용되고 있다.

　아르기닌은 요소배출경로(urea cycle)에서 분해효소(argininase)에 의
해 오르니틴과 요소로 분해된다. 오르니틴은 유독한 암모니아를 무독한
요소로 전환시켜 배설하는 것을 촉진한다. 따라서 아르기닌과 오르니틴
은 간기능 저하로 생긴 암모니아성 노폐물이나 대량의 아미노산이 독작
용을 일으키지 않도록 방어하는 효과가 있다. 아스파테이트는 핵산합성
에 관여하여 간세포 부활을 돕는다.

　이런 성분을 함유한 대표적인 약으로 한일약품 '프로헤파룸골드정'
은 수용성 간추출물(liver hydrolysate)에 간 영양물질인 콜린(choline),
시아노코발라민(cyanocobalamine 비타민B₁₂), 이노시톨(inositol), 시스
테인을 함유한 약이다. 조아제약 '헤포스시럽'은 베테인, 아르기닌, 시
트레이트(citrate 구연산)을 복합한 약이다.

　* 한독약품 '술필정'은 아르기닌치아졸리딘카르복실레이트(arginine
thiazolidine carboxylate) 성분으로 이담제, 담석용해제, 간 보호제, 내

외인성 중독완화제로 쓴다. 운지버섯다당체인 코리올란(coriolan 아주약품 리파콜캅셀)과 기타 말로틸레이트(malotilate 일화 칸택스정), 프로토포르피린(protoporphyrin 부광약품 푸로피린엔정) 등도 이담제, 담석용해제, 간 보호제로 적잖이 처방되는 의약품이다.

이런 간장약들은 모든 근본적으로 간 질환을 개선한다기보다는 일시적인 효과가 있을 뿐이다. 예컨대 바이러스나 알코올에 의한 간염은 각각 바이러스 증식억제나 금주에 의해 근본적으로 증상이 나아질 수 있다. 따라서 간기능 개선제만 믿고 기본 치료를 하지 않거나 음주를 지속하면 나중에 큰 화를 입게 된다. 불필요하게 간장약을 복용하는 것은 위장장애를 유발할 수 있고 일부 약제(특히 고분자량)는 과량 복용하면 간이 이를 대사시켜는 과정에서 오히려 더 피곤을 느낄 수도 있다. 간은 간경화가 시작돼도 불편한 증상이 느껴지지 않는 경우가 허다하므로 늘 주의하고 보살펴야 한다.

* 약국에 가면 한방 과립으로 된 간장보호제 또는 음주해독제를 많이 판매한다. 간의 염증과 열을 제거해준다는 시호를 필수약재로 넣은 생간탕, 생간건비탕, 억간탕, 사역탕, 계지복령환, 도인승기탕, 오령산, 가감위령탕 등을 과립화했거나 이런 처방을 가감해 재조합한 것으로 일정한 효과를 볼 수 있다.

과음으로 소화가 안 될 때에는 청쾌환, 향사평위산 등의 한방과립제나 동화약품 '까스활명수', 조선무약 '위청수', 종근당 '속청', 일양약품 '생단액' 등의 물약과 함께 위장관운동을 촉진시켜주는 돔페리돈(domperidone 동아제약 멕시롱액)이나 메토클로프라마이드(metoclo-pramide 동아제약 멕소롱정), 소화효소제를 같이 복용하면 좋다. ▶▶ 기능성 소화불량 참고

술 먹고 미식거리는 증상이 심하면 반하사심탕을 쓴다. 열이 오르면

황련해독탕이나 삼황사심탕을 쓴다. 구토증이 심하면 오령산, 소시호탕과 함께 신풍제약 '드라마링에스정' [항히스타민제 클로르페니라민(chlorpheniramine)+두통억제제 무수 카페인(anhydrous caffeine)]같은 항구토제를 투여한다. ▶▶ **구토·멀미 참고**

이처럼 약국에서는 속이 거북룩하고 소화가 안되는 증상을 개선하기 위해 기능성소화불량에 쓰는 치료제나 한방소화제, 가스제거제, 제산제, 위염치료제 등을 판매한다. 직접적인 숙취해소가 있다기보다는 증상을 개선해 일시적이고 부수적인 효과를 얻으려는 방법이라고 볼 수 있으므로 약에 의지해 상습적으로 술을 먹는 습관은 갖지 않는 게 바람직하다.

한편 한약 가운데 부자, 천오, 초오, 천웅, 목방기, 한방기, 마자인, 고삼, 조각자, 토목향, 생칠, 마전자, 대극, 감수, 완화, 파두, 맥각, 토근, 낭탕근 등은 간기능에 나쁜 영향을 끼치므로 이를 피해야 한다. 아울러 기왕 먹으려면 과립보다는 탕제로서 더 많은 양을 장기간 복용했을 때 간기능이 개선되는 효과를 볼 수 있을 것으로 판단된다.

* 숙취해소 음료로는 발효한 쌀에서 추출한 글루메이트(glumate 일본 식명 구루메)를 원료로 한 CJ의 '컨디션'이나 종근당의 '땡큐', 오리나무·마가목·익모초 등 천연추출물의 혼합액인 그래미의 '여명808', 콩나물의 가느다란 뿌리에 많다는 아스파라긴(asparagine)을 주성분으로 한 대상의 '아스파라긴' 음료가 있다. 애주가들이 찾는 이런 음료는 알코올분해효소의 대사를 촉진하는 것으로 알려져 있지만 효과의 강도는 사람마다 상황마다 달라서 음료 이상의 의미를 부여하긴 힘들다. 이런 음료를 과신하고 폭음한다면 몸이 망가지기 쉬울 것이다.

민간처방으로는 이른바 사상체질에 따라 인진쑥·매실(소음), 오미자(태음), 영지버섯·부추(소양), 모과(태양), 냉이(모든 체질) 등이 간 기능

개선에 좋은 것으로 알려져 있다. 체질에 따라 더 좋다는 것은 참고사항일 뿐 절대적인 것은 아니다. 오미자는 간세포막을 보호하고, 인진쑥은 알코올분해를 촉진하고 간내 지방축적을 억제하는 것으로 알려져 있다. 영지버섯은 동물실험결과 간 염증지수를 낮춰주는 것으로 나타나고 있다. 매실은 간의 TCA사이클(세포에너지대사의 중심축)을 활성화해주는 피그린산이 많이 함유돼 있는 것으로 연구돼 있다.

쑥, 돌미나리, 케일을 갈아 녹즙 형태로 마시는 사람도 적잖은데 신선한 비타민과 무기질, 일부 약효성분을 보급하는데 상당한 효과가 있을 것으로 기대된다. 다만 과량 섭취해 간에 부담을 주거나, 검증되지 않는 야채나 과일까지도 무턱대고 녹즙 형태로 지속 복용하면 혹시 모를 독성이 간에 누적될 수 있으므로 주의해야 한다.

알코올중독

국내 주요병원의 조사에 따르면 18세 이상 성인의 20%가 알코올중독에 가깝고 10%는 당장 입원할 수준인 것으로 나타나고 있다. 여기서 말하는 20%는 우리 주위에서 흔히 볼수 있는 평범한 애주가에 해당한다.

예컨대 음주로 인해 출근을 못하거나 직무수행에 문제를 겪고 술에 취해 기억이 나지 않는 경우가 6개월 안에 2번 이상 생겼다면 외국에서는 이를 알코올중독으로 보지만 한국은 '그럴 수 있지' 하며 가벼이 넘기는 것이다.

◎ 개념

알코올중독은 장기간 술에 의존할 때 일어나는 정신적, 신체적 만성질환이다. 다른 약물중독과 마찬가지로 점진적으로 진행된다.

습관적 음주의 폐해는 이루 헤아릴 수 없다. 술을 자꾸 마시게 되는 것은 몸은 힘들지만 일시적인 행복감과 적당한 자포자기를 가져다주기 때문이다. 이에 따라 상습음주는 자신과 가족, 직장, 사회에 대해 무책임해지게 만들고 기억력 등 지적능력을 저하시킨다. 점차 사회적 기능을 상실해 고립돼가고 부부간 불화, 불안, 침체의 늪에 빠지게 된다.

신체적으로도 습관성 음주는 간, 췌장, 위장 기능을 망가뜨리고 비타민, 무기질, 단백질 등 영양결핍을 초래하여 수척한 얼굴로 불면의 밤을 보내게 만든다. 또 술이 술을 부르고 담배까지 불러들인다.

알코올중독은 음주로 고민을 해결하려는 정신적 의존성과 술을 끊으면 손떨림, 이명, 가려움증 등이 나타나는 금단증상이 특징적이다. 술로 위안받는 정도가 클수록, 술이 없으면 인생이 삭막할 것이라는 느끼는 정도가 강할수록, 자신감이 결여될수록 알코올중독에 가까워지게 된다.

☞ **알코올 중독 자가진단 기준**(4개 이상 해당되면 위험)
1. 우울증 슬픔을 술로 해결하려 한다.
2. 혼자 술 마시는 것을 즐긴다.
3. 음주 다음날 해장술을 마신다.
4. 취기가 오르면 계속 마시고 싶다.
5. 음주충동이 생기면 참을 수 없다.
6. 술에 취해 기억이 나지 않는다. (최근 6개월 간 2회 이상)
7. 음주로 대인관계 · 사회생활 지장.
8. 술로 직무수행에 문제를 겪는다.
9. 배우자가 떠났거나 이별을 경고.
10. 술깬 후 손떨림 · 식은땀 · 불안감.
11. 술깬 후 공포감 · 환시 · 환청 · 진전.
12. 술로 인해 병원서 치료받았다.

알코올중독은 전문용어로 Wernicke-Korsakoff syndrome, Alcohol Withdrawal syndrome(알코올금단증후군) 등으로 세분된다. Wernicke syndrome은 음주로 비타민B_1(thiamine)이 빠져나가 결핍증을 일으킴으로써 뇌성 혼수, 신경기능장애가 일어나는 것이다. Korsakoff syndrome은 그 후유증으로 회복할 수 없는 신경정신증상, 보행 및 지체장애, 시신경장애가 뒤따르는 것이다.

알코올금단증후군은 술을 장기간 마시다가 끊었을 때 나타난다. 만성적인 음주를 하면 알코올이 중추신경계 신경전달물질인 γ-amino butyric acid(GABA) 수용체의 활성도를 높이고 이것이 교감신경계를 억제한다. 갑자기 술을 끊게 되면 억눌려있던 교감신경계가 과잉 반응하므로 진전(무의식적으로 온몸을 부르르 떰), 불안, 초조, 불면, 발한, 빈맥, 고혈압, 고열, 설사, 환청, 섬망(헛것이 보이고 망상과 착각에 사로잡힘), 감각이상 등의 금단증상이 나타나게 된다.

최근에는 알코올중독 '몇 기'라는 말 대신에 '위험음주자' 또는 '문제음주자'란 용어를 많이 쓴다. 의학적으로 1주에 남자는 소주 14잔, 여자는 7잔 이상을 마시면 '문제음주자'로 분류된다. 문제음주는 음주로 인해 가족관계훼손, 음주운전, 학업 · 직무수행지장이 야기될 수 있음을 경고한다. 위험음주는 고혈압, 고지혈증이 야기될 정도로 잦은 음주를 하는 것이다.

◎ 치료

술을 줄이기 위해서는 알코올이 모르핀이나 필로폰처럼 의존성, 중독성, 금단후유증이 있다는 두려움부터 가져야 한다. 스스로 음주로 인해 가정 · 직장생활에 지장이 있다고 판단한다면 '소량의 음주는 건강에 좋다'는 따위의 유혹을 뿌리쳐야 한다.

알코올중독은 환자를 입원시키고 약물치료와 생활방식개선을 위한 보조프로그램을 통해 치료해야 하지만 정작 환자는 자신이 알코올중독이라 생각하지 않기 때문에 치료가 제대로 이뤄지지 않거나 치료시기를 놓치는 경우가 많다. 중독으로부터 벗어나기 위해서는 가족의 절대적 지지가 필요하다.

상습음주자는 음주로 빠져나간 비타민B$_1$과 엽산(folic acid 비타민B$_9$)을 보충할 필요가 있다. 50~100mg의 비타민B$_1$을 예방 또는 치료목적으로 각각 3일, 14일 이상 복용하면 된다.

금주로 인한 금단증상이 심할 경우에는 로라제팜(lorazepam 일동제약 아티반정, 명인제약 스리반정), 클로르디아제폭사이드(chlordiazepoxide 환인제약 리버티정), 디아제팜(diazepam 한국로슈 바리움정)과 벤조디아제핀 계열 신경안정제(항경련제)를 복용한다.

클로르디아제폭사이드는 알코올중독 금단증상에 효과적이라고 알려져 급성기의 치료제로 흔히 사용한다. 금단증상에 의한 진전, 섬망을 예방하고 알코올중독 때 나타나기 쉬운 경련발작을 억제하는데 효과적이다.

로라제팜은 불안증 외에도 알코올이나 약물중독으로 인한 섬망에 효과적이다. 부작용이 적고 비교적 안전하지만 신체적 의존성과 심리적 의존성이 커서 되도록 단기간 소량을 사용하는 것이 좋다. 특히 간기능이 좋지 않은 알코올중독 환자에게 급성기에 많이 사용한다.

미국 식품의약국(FDA)이 승인한 알코올중독 치료제는 날트렉손(naltrexone 제일약품 레비아정)과 아캄프로세이트(acamprosate 환인제약 아캄프로세이트정)가 있다.

아캄프로세이트는 뇌신경활성을 억제하는 GABA수용체의 기능을 강화하고, 뇌신경을 흥분시키는 글루타메이트(glutamate)와 길항하며

(맞서며), 우울증을 개선해주는 세로토닌(serotonin)의 농도를 증가시킨다. 이런 약물 메카니즘에 따라 음주에 대한 갈망이 감소되므로 알코올중독 환자의 금주를 유도할 수 있다.

날트렉손은 알코올중독 환자가 술을 반복하여 마시게 만드는 뇌의 작용기전중에서 오피오이드(opioid 아편처럼 진통, 마취를 유도하는 유사마약 같은 신경전달물질로 도파민을 활성화 시켜 음주 쾌감 높임)의 작용을 억제하여 술을 마시고 싶은 갈망을 감소시킨다.

이 약은 알코올중독 환자가 단주했을 때 나타나는 금단증상을 완화시킨다. 단주로 금단증상이 사라진 뒤 나타나는 재음주에 대한 갈망감이 수개월간 지속되어 단주계획이 실패할 것으로 예상되면 사용할 수 있다. 부작용으로 구역, 구토, 복통, 성기능 저하 등이 드물게 나타날 수 있다.

날트렉손과 아캄프로세이트는 정신과 치료와 병행하는 게 보통이며 알코올중독 환자의 단주 기간을 연장시키고 음주량을 감소시키는 것으로 연구돼 있다. 완전 금주 성공률은 20~30%에 이른다.

디설피람(disulfiram 신풍제약 알콜스톱정)은 알코올이 체내에서 대사되는 과정을 일부 차단한다. 이에 따라 숙취를 유발하는 중간대사물질인 아세트알데히드(acetaldehyde)가 체내에 축적된다. 따라서 환자가 이 약을 먹고 술을 입에 대면 예민할 정도로 마시고 싶은 마음이 싹 가시고 대신 불쾌한 신체반응만 증가돼 음주의욕이 사라지게 된다. 즉 알코올에 대한 혐오감을 유발하는 치료제다. 과거엔 많이 쓰였으나 최근 들어서는 새로운 약물들이 개발돼 예전보다 적게 사용한다.

환자가 이 약을 복용한 지도 모르고 만약 술이나 알코올이 함유된 음식을 다량 복용하게 되면 홍조, 두통, 호흡곤란, 구역, 구토, 발한, 갈증, 흉부압박감, 심계항진, 빈맥, 저혈압, 실신, 현기 불안, 환각, 착란 등이 일어나고 심한 경우 호흡억제, 심혈관 허탈, 부정맥, 심근경색증, 급성 울혈성심부전, 경련, 사망을 초래할 수 있으므로 음주는 절대 금기다.

　이밖에 조울증치료제인 탄산리튬(lithium carbonate 명인제약 탄산리튬정), 불안증치료제인 부스피론(buspirone 한국BMS제약 부스파정), 불규칙한 기분감정을 완화시켜주는 브로모크립틴(bromocriptine 한국노바티스 팔로델정), 선택적세로토닌재흡수억제제(selective serotonin reabsorption inhibitor: SSRI) 등의 약물이 알코올중독 환자에서 금주를 돕는 효과가 있다고 알려져 있다. SSRI제제로는 플루옥세틴(fluoxetine 한국릴리 푸로작캅셀), 파록세틴(paroxetine 글락소스미스클라인 세로자트정), 서트랄린(sertraline 한국화이자 졸로푸트정) 등이 있다.

☞인체의 하루 알코올 분해능력(체중 65~70kg인 성인 남성 기준. 여성은 대략 절반. 개인별 편차 있음. 괄호 안은 절대알코올량)

최대 알코올 대사량	소주 2병(170g)
매일 마실 때 버틸 수 있는 양 (초과하면 지방간 · 간경변 초래)	소주 1병(85g)
건강히 살 수 있는 하루 최대 허용량	소주 반병(42.5g)
보건당국이 권하는 건전음주량	소주 3잔(36g) 이하
음주운전 단속기준(혈중농도 0.05% 이하)	소주 2잔(24g) 이하
심장병예방 · 소화촉진 등 긍정효과	소주 1잔(12g) 정도

※ 소주 1병(330cc)은 맥주 2000cc, 포도주 700cc, 정종 500cc, 양주 220cc와 절대 알코올량이 동등.

지방간

지방간은 간에 지방이 지나치게 많이 축적돼 간세포의 기능이 저하되고 담도가 손상되는 질환이다. 보통 전체 간 무게의 5% 이상을 지방이 차지하는 경우를 말하며 이렇게 되면 간이 비대해져 오른쪽 갈비뼈 밑으로 만져지기도 한다. 환자는 자각증상이 별로 없고 상복부에 불편한 느낌이 들고 막연한 피로감 정도만 느낄 뿐이다. 알코올로 인한 지방간의 경우는 대부분 술을 끊으면 완치된다.

◎ 원인

지방간은 피하조직이나 음식물로부터 지방산(fatty acid :FA)이 간으로 많이 유입되고, 간 안에서 지방산의 생성이 많아지며, 지방산의 대사와 산화가 감소하고, 지방산이 중성지방(triglyceride:TG)으로 변화되는 양이 증가함으로써 생긴다. 생성된 중성지방은 아포단백질(apoprotein)과 결합하여 간 밖으로 배출되는 게 정상이지만 간기능이 이미 떨어져 있거나 영양실조로 아포단백질이 부족하면 배출이 되지 않아 간 안에 축적된다.

지방간이 있으면 간 염증지수인 GOT, GPT도 증가하지만 특히 gamma-GTP도 더불어 증가한다. 콜레스테롤보다는 중성지방이 지방 간에 주로 관여하며, 콜레스테롤은 정상인데 중성지방이 증가한 경우가 많다. ▶▶ 바이러스성 간염 참고

비만, 운동부족, 영양과다, 음주가 주된 원인이다. 지방간은 정상인의 10~15%에서 나타나지만 비만한 사람 중에서는 70~80%에서 발견된 다. 지방성 간염도 정상인에서는 3%만 발견되지만 중증 비만의 경우 15~20%에서 나타난다. 이처럼 비만은 알코올성 지방간, 단순 지방간, 지방성 간염, 간경변 등을 더 쉽게 발생하게 만든다. 주목할 점은 비만 한 사람이 급격하게 체중을 감량하면 지방성 간염을 유발할 수 있고 심 한 경우 간부전으로 진행할 수 있다.

지방간은 당뇨병과도 깊은 연관이 있어 비(非)알코올성 지방간의 10~75%가 제 2형 당뇨병과 깊은 관계가 있으며 인슐린 저항성(인슐린 분비량이 부족하지 않으나 제 기능을 발휘하지 못하는 경향)이 심할수록 지 방간 질환을 나타내게 된다. 고지혈증은 지방성 간염환자의 21~81%에 서 흔하게 발견된다. 혈중 중성지방이 200mg/dℓ 이상인 경우는 정상인 보다 비알코올성 지방간을 가지게 될 확률이 3배 높고, 몸에 유익한 혈 중 고밀도지단백(HDL)결합 콜레스테롤이 35mg/dℓ 이하인 경우는 2배 이상 비알코올 지방간이 증가하는 것으로 알려져 있다.

음주가 비만을 유발하기도 하지만 음주를 하지 않더라도 비만하면 지 방간이 올 수 있다. 음주 여부에 따라 알코올성 지방간과 비만과 당뇨 등에 의한 비알코올성 지방간으로 나눈다. 알코올성 지방간 상태에서 술을 절제하지 않으면 알코올성 간염 및 알코올성 간경변으로 진행될 수 있다. 비알코올성 지방간은 대개는 간경변으로 잘 진행되지 않으나

원인을 제거하는데 소홀한 일부 환자에서 지방성 간염이 유발될 수 있다. 지방성 간염은 지방간이 심해지고 간염까지 겹친 것으로 조직학적으로 간 안에 염증세포가 쌓여 엉기고, 간의 실질세포가 탄력없고 질기게 되는 섬유화 소견을 보이기도 하며, 방치하면 간경변으로 악화될 위험성이 단순 지방간보다 훨씬 높다.

지방간이 있으면 간장보호제를 많이 찾는데 간기능 개선 또는 간기능 보호 효과가 있기는 하나 효과가 제한적이고 사용할 때는 좋아지는 것 같으나 약을 중단하면 다시 간기능 장애가 발생하므로 근본적인 해결책이 되지 못한다. ▶▶ 알코올성 간염 참고

따라서 완만한 체중감량, 절주, 소식 등의 생활습관 개선을 통해 지방간의 근본 원인을 제거하는 게 치료의 첫걸음이라 할 수 있다. 운동으로 살을 빼려면 주당 0.5~1kg씩 감량하는 게 원칙이고 원래 체중의 5~10% 정도 감량하는 것만으로도 인슐린 저항성은 현저하게 개선된다.

◎ 약물치료

콜레스테롤은 협심증 및 심근경색의 주범으로 이를 저하시키는 약물이 많이 개발되어 있고 현재도 활발한 연구가 이루어지고 있다. 반면 지방간은 주로 중성지방에 의해 유발되는데 이를 저하시키는 약물이 그리 많지 않은 편이다.

고지혈증 치료제인 겜피브로질(gemfibrozil 제일약품 로피드캅셀)이 가장 많이 처방된다. 이 약은 몸에 해로운 초저밀도지단백(VLDL)결합 콜레스테롤을 낮추고, 몸에 이로운 고밀도지단백(HDL)결합 콜레스테롤을 높일 뿐만 아니라 말초세포에서 지방분해를 억제하고 간에서 유리(遊離)지방산의 배출을 감소시킴으로써 중성지방 합성을 억제한다. 따

라서 고콜레스테롤혈증과 고중성지방혈증이 동시에 나타나거나 심각한 고중성지방혈증 일 때에 처방할 수 있다. 겜피브로질은 대략 몸에 해로운 저밀도지단백(LDL)결합 콜레스테롤을 5~10%, 중성지방은 20~30% 정도 낮추는 것으로 알려져 있다. 그러나 이 약도 사용할 때는 효과가 있으나 중지하면 원래대로 회복되므로 발병 원인을 해결하는 게 우선이다. ▶▶ 고지혈증 참고

중증인 경우에는 콜레스테롤 담석을 줄이기 위해 예방적 차원에서 우르소데옥시콜린산(ursodeoxycholic acid:UDCA 대응제약 우루사정·연질캅셀, 삼성제약 쓸기담연질캅셀)을 복용할 수 있다.

한방에서는 음주와 고지방식으로 쌓인 습열(濕熱)을 제거해야 지방간이 낫는다고 보기 때문에 과음으로 인한 경우에는 갈화해성탕(葛花解醒湯)·대금음자(對金飮子) 등 주상증(酒傷症)에 쓰는 약을 처방하며, 고지방식이나 간기능 검사으로 인한 경우에는 생간탕(生肝湯)을 쓴다.

지방성 간염에는 우르소데속시콜린산이 몸의 지방을 분해해 줄 것으로 기대돼 보조제로서 처방된다. 당뇨병 치료제인 메트포르민(metformin 대응제약 다이아벡스정, 머크주식회사 글루코파지정)은 소화관(장)에서 당을 흡수하거나 간이 포도당을 생성하는 것을 억제해서 혈당을 떨어뜨리는 역할을 하는데 포도당이 간에서 중성지방으로 변화돼 축적되는 것을 막으므로 지방간에도 사용한다. 이밖에 지방대사를 촉진할 것으로 기대되는 비타민B, C, E 등을 같이 복용하도록 유도하는 의사가 많다.

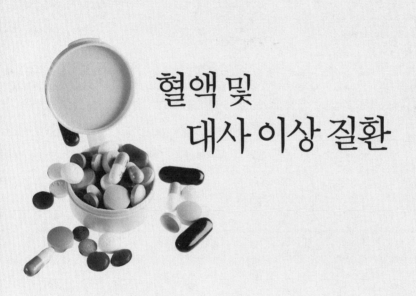

혈액 및
대사 이상 질환

갑상선 질환

  갑상선 질환은 갑상선호르몬의 합성 또는 분비가 지나치거나 부족한 질환을 통틀어 말한다. 크게 갑상선기능항진증, 갑상선기능저하증, 갑상선종, 갑상선암 등으로 나뉜다.

  갑상선호르몬은 체내 말초 조직의 산소 소비, 호흡, 발열(체온상승), 심장박출량 및 심장박동수 증가, 혈액순환, 단백질·지방·탄수화물 대사, 효소체계 활성, 세포의 성장과 성숙, 뇌 발달 등을 촉진하는 호르몬으로 적당하게 분비되면 좋지만 넘치거나 모자라면 문제를 일으킨다. 갑상선(甲狀腺)은 목젖 뼈 아래에 나비넥타이 모양으로 위치해 있으며 방패(甲)같이 생겼다 해서 갑상선으로 불리어왔다. 나비 한쪽 날개는 너비 2cm, 길이 5cm이며 갑상선은 편도선, 임파선과 별개의 조직이다.

  갑상선호르몬은 혈액검사 수치로 기능항진증인지 기능저하증인지 가늠할 수 있다. 갑상선호르몬은 혈중에 티록신(thyroxine T_4)과 트리요오드티로닌(triiodothyronine T_3)으로 존재한다. 갑상선호르몬은 타이로신(tyrosine)이라는 필수 아미노산을 원료로 출발하여 모노요도타이로신

(monoiodotyrosine, MIT, 부호로 T_1)과 디요도타이로신(diiodo-tyrosine, DIT, 부호로 T_2)이 만들어지고 몇 개의 과정의 거쳐 T_1과 T_2가 T_3로, 2개의 T_2가 T_4로 변화된다. 여기서 숫자는 한 분자식에 포함된 요오드(I)원소의 숫자다. T_3는 갑상선기능을 직접적으로 조절하며 T_4는 체내에서 T_3로 변환돼야 활성화된다. 갑상선기능저하증을 치료할 때는 T_4를 쓴다. T_3는 가변적이어서 T_4의 혈중농도를 일정하게 유지하기 어렵기 때문이다.

갑상선호르몬은 뇌내 시상하부에서 티로트로핀방출호르몬(thyrotropin releasing hormone:TRH) 분비 → 뇌하수체 전엽에서 티로트로핀자극호르몬(thyrotropin stimulating hormone:TSH) 분비 → 혈액으로 티로트로핀 분비 → 티로트로핀 갑상선 도달 → 갑상선호르몬 생성 유도 등의 과정을 거쳐 생산된다.

TSH는 뇌하수체에서 분비되며 갑상선호르몬의 배출을 조절하는데 갑상선기능저하증이 발생한 경우에는 혈중 농도가 높아지나, 갑상선기능항진증의 경우에는 반대로 낮아진다. 이는 인체의 피드백(항상성을 유지하기 위한 자동조절)장치에 따른 것이다.

전체 갑상선호르몬(total T_4 및 T_3) 및 유리형 갑상선호르몬 (free T_4 및 T_3)의 혈중 농도는 갑상선기능항진증에서는 정상치보다 올라가고, 갑상선기능저하증에서는 낮아진다. 각 병원마다 미국, 유럽 등 나름의 기준을 선택하는 경우가 많고 전체형이나 유리형 가운데 1가지만 측정하지 2가지를 다 검사하는 곳은 별로 없다. 유리형은 특정 화합물이 다른 화합물이나 단백질과 결합하지 않고 분리돼 활성을 띤 것을 말한다. 유리형은 전체형의 1%도 안 되는 경우가 대부분이다.

다시 정리하면 갑상선기능항진증에서는 TT_3와 TT_4는 증가하고 TSH는 감소한다. 갑상선기능저하증일 때는 TT_3와 TT_4는 감소하고 TSH는 증가한다.

혈중 갑상선호르몬 농도를 이용한 진단은 오진율이 높다. 비정상적 수치가 나오면 재검사하는 것이 바람직하다. TT_3와 TT_4 외에 FT_3와 FT_4를 같이 검사하는 게 좋다. 갑상선결합글로불린단백(thyroid binding globuline:TBG)은 임신이나 간 질환으로 상승하기 쉬운데 TT_3와 TT_4는 이에 영향을 크게 받는 반면 FT_3와 FT_4는 상대적으로 영향을 적게 받으므로 FT_3와 FT_4 측정이 보다 정확한 진단에 도움을 준다. 갑상선기능항진증의 지표로는 FT_3 수치가 더 예민하게 반영해준다.

TT_3와 TT_4의 정상치는 개인차가 크게 나고 고령자일수록 낮은 경향을 띤다. 따라서 고령자의 TT_3와 TT_4 값이 정상치보다 낮다고 성급하게 갑상선기능저하증이라고 판단해서는 안 된다. 마찬가지로 소아에서 정상치보다 높게 나타났다고 갑상선기능항진증이라고 진단해서도 안 된다. 이럴 때는 항갑상선 자가항체의 측정이 진단에 크게 도움이 된다.

혈중 갑상선 정상치

(미국 기준, 흔히 말하는 T_3, T_4는 각각 TT_3, TT_4를 말함)

전체(total)T_3, TT_3	75~250ng/dL
TT_4	4.5~11.5 mcg/dL
유리형(free)T_3 FT_3	0.05~0.3 ng/dL
FT_4	0.8~2.8 ng/dL
TSH	0.3~5.0 mIU/L

갑상선기능항진증

갑상선호르몬이 과다하게 분비되어 신진대사가 과잉한 질환이다. 갑상선호르몬이 인체 전반에 해악을 끼치므로 '갑상선중독증'이라고도 한다. 가장 보편적 형태는 '그레이브스병'(Grave's disease)으로 전체 갑상선항진증의 75%를 넘게 차지하며 '바세도우씨병'(Basedow's disease)이라고도 불린다. 전자는 영미에서, 후자는 유럽대륙에서 붙인 병명으로 한국은 미국 의학의 영향을 더 크게 받다보니 전자를 공식 병명으로 채택하고 있다.

그레이브스병은 주로 20~40대에서 많이 발생하고 여성이 남성에 비해 5배 높다. 불안증, 신경과민 등의 정신기능적인 증상과 안구돌출, 체

그레이브스병의 증상

부 위	증 상
전신	더위에 약해짐, 발한 증가, 식욕 증가, 체중 감소
정신, 신경	신경과민, 감정적 성격, 불면증, 집중력 부족, 불안증
머리카락	가늘고 부드러워지며 윤기가 남, 머리 양쪽의 탈모
눈	안구돌출, 잘 때 눈 안 감김, 초점집중불능, 결막부종, 복시(複視)
목	딱딱하지 않게 부음
심장	빈맥, 심방성 부정맥, 심계항진(심장 두근거림)
소화기	식욕부진, 오심, 구토, 설사,변비
피부	피부에 땀이 나서 축축하고 매끄럽게 만져짐, 피부 과색소증, 손발톱
	부스러짐, 다리정강이뼈 아래 부분 피부 점액부종, 피부 각화·결절화
신경근	손 떨림, 탈력, 심부 근육반사가 빠름
생리, 성(性)	월경량 감소,생리간격 연장, 불임, 성기능 감퇴,여성형 유방(남성)

중감소, 부정맥, 심부전 등의 육체적 증상이 가장 특징적인 증상이다. 환자의 90% 이상에서 갑상선자극 항체가 발견되는데 이것이 갑상선의 기능과 성장을 촉진한다. 따라서 그레이브스병도 자가면역질환의 하나라고 볼 수 있다. 자기 몸의 일부에 대항하기 위해 생긴 항체가 갑상선을 자극하는 역할을 하기 때문이다.

갑상선기능항진증에 속하는 또 하나의 질환으로 '중독성 갑상선종'이 있다. 종양이 갑상선호르몬의 과다생산을 유발하는 것으로 종양이 2개 이상 있으면 '중독성 다결절성 갑상선종'이라고 한다. 비교적 서서히 병이 나타나고 나이가 들수록 발병률이 높아지며 여자에서 자주 발생한다. 증상은 그레이브스병과 비슷하나 안구돌출이란 특징적 증상은 덜하다.

갑상선기능항진증은 이밖에 요오드의 인위적인 식품첨가 및 과잉섭취, 탄산리튬(조울증 치료제)·아미오다론(부정맥치료제) 등의 복용으로 유발될 수 있다. 탄산리튬은 갑상선기능항진을 억제하는 효과가 있지만 환자가 조울증 치료제로 복용하다 중단하면 갑상선기능항진증과 갑상선비대를 유발하는 것으로 추정되고 있다. 아미오다론은 갑상선기능항진증뿐만 아니라 갑상선기능저하증도 유발할 수 있다.

엄마가 갑상선기능항진증일 경우 임신중에는 증세가 완화되지만 출산 후에는 악화될 수 있으며 아이에게도 항진증이 전이될 수 있다. 산모가 적절한 갑상선호르몬 농도를 유지하는 게 이를 해결하는 관건이다.

갑상선기능항진증의 치료는 갑상선호르몬의 합성을 억제하는 항갑상선제를 쓰는 게 일반적이다. 프로필치오우라실(propylthiouracil:PTU 부광약품 안티로이드정), 메티마졸(methimazole 부광약품 메티마졸정), 카비마졸(carbimazole 다림양행 카멘정, 유럽에서 주로 쓰며 메티마졸과 유사한 약효로 국내서는 별로 처방되지 않음) 등이 있다.

메티마졸은 갑상선호르몬이 만들어지는 초기 단계에서 타이로신과 요오드가 결합하는 것을 방해하는 반면 프로필치오우라실은 말초조직에서 T_4가 활성형인 T_3로 전환하는 것을 억제하므로 약성이 순하다고 볼 수 있다. 전자는 갑상선억제기능이 후자의 10배에 달한다. 또 혈중 반감기는 메티마졸이 6~12시간으로 길어 하루 한번 복용으로 충분한 반면 프로필치오우라실은 1~2시간에 불과해 하루에 2~6번 복용해야 하는 불편함이 있다.

부작용면에서 메티마졸은 무과립구혈증 및 백혈구감소증이 나타나는지 긴장해서 살펴봐야 한다. 무과립구혈증이 발생하면 응급상황이다. 면역력을 상실해 감염 위험에 빠지게 되므로 일단 항갑상선제 투약을 중단하고 항생제를 투여한 다음 10~15일간 회복 상태를 지켜봐야 한다. 무과립구혈증은 비정상적 백혈구 생성으로 인후통을 동반한 고열 증상이 특징이며 복용 환자의 약 0.1~0.5%에서 나타난다. 보통 치료 시작 2개월만에 발생하는데 메티마졸에 대한 과민반응으로 나타나는 것으로 추정되며 아무리 주의해도 갑작스럽게 나타나기 때문에 사전 예측이 어렵다.

반면 프로필치오우라실은 피부발진, 두드러기, 관절통, 경미한 발열, 일시적 백혈구감소증을 나타내지만 상대적으로 안전한 편이어서 임산부, 수유부, 소아가 사용할 수 있다. 피부발진, 두드러기 같은 부작용이 나타나면 항히스타민제나 경구용 스테로이드제로 대처한다. 일반적으로 메티마졸의 부작용이 심하거나, 갑상선기능항진증의 병세가 약하거나, 치료 초기일 때는 프로필치오우라실을 처방하는 추세다.

항갑상선제 치료는 시작 후 약 4~8주가 경과되면 정상 또는 정상에 가깝게 되는 이때부터 용량을 서서히 줄여나간다. 3개월 간격으로 갑상선기능검사를 시행해 차도가 있는지 알아본다. 적어도 1~3년 정도 복용하면서 치료하는 게 원칙이다. 일부 1년 미만에 낫기도 하지만 이런 비율은 3분의 1에 불과하다. 정해진 복용량과 시간을 지켜야 한다. 불충분한 양을 투여하거나 불규칙적으로 복용해 갑상선을 완전히 제압하지 못하면 치료가 오히려 더 어려워지는 수도 있다.

항갑상선제 치료 과정에서 발생할 수 있는 일시적 소화장애는 항갑상선제에 의한 것이 아니다. 갑상선기능항진증에 의해 빨라져 있던 위장관 운동이 정상화되면서 이전에 비해 상대적으로 소화가 잘 안되고 더 부룩한 느낌이 드는 것이다. 곧 적응이 되면서 완화되기 때문에 특별히 위장약이나 소화제를 함께 먹어야 할 필요는 없다.

항갑상선제 치료는 오랜 시간이 소요되기 때문에 중간에 다른 약을 함께 복용하여야 하는 경우가 발생할 수 있다. 다행히도 항갑상선제는 다른 약과 함께 사용하여도 거의 문제가 되지 않는다.

갑상선기능항진증이 생기면 손이 떨리고 심장박동이 빨라지므로 이를 완화시키기 위해 베타차단제 계열의 고혈압약인 프로프라놀롤(propranolol 대웅제약 인데랄캡셀), 아테놀롤(atenolol 현대약품 테놀민정), 나돌롤(nadolol 한국BMS제약 코가드정) 등을 투여한다. 프로프라놀롤이 아테노롤보다 갑상선항진증 완화효과가 우수하다. 또 불면, 불안증, 신경과민이 심하면 디아제팜(diazepam 한국로슈 바리움정), 졸피뎀(zolpidem 사노피아벤티스코리아 스틸녹스정) 같은 신경안정제를 복용한다. 약물요법은 혈중 갑상선호르몬 수치를 4주 간격으로 측정해 치료효과를 점검한 뒤 문제가 있으면 처방을 조절하는 게 상례다.

약물요법으로 효과가 없고 증상이 극심하게 나빠지면 갑상선을 파괴해주는 방사성 요오드를 캡슐 또는 물약의 형태로 복용한다. 그러나 방사선치료는 갑상선 파괴 정도가 해가 가면서 점증하므로 15년 후엔 80%에서 갑상선기능저하증이 나타나는 한계가 있다. 이런 치료에도 불구하고 진전이 없고 2년 후 항진증이 재발해 악화되면 수술로 갑상선의 4분의 2~3 가량을 절제한다. 수술은 아무리 잘 돼도 갑상선기능항진증이나 저하증이 어느 정도 심화되는 후유증을 남기므로 환자의 약 1%만이 받는 추세다. 결론적으로 방사선치료와 수술치료 가운데 어떤 것이 더 좋고 먼저 해야 하는지 딱히 규정할 수는 없다.

생활수칙으로 갑상선기능항진증 환자는 요오드 섭취를 줄여야 한다. 그렇다고 일상에서 김, 미역, 다시마 등의 해조류처럼 요오드를 다량 함유하고 있는 식품을 일절 금하라는 뜻은 아니지만 일부러 먹을 필요는 없으며 천일염, 젓갈류, 구강세정제 등을 통한 요오드의 흡수는 피하는게 좋다. 흡연은 안구돌출증을 악화시킬 수 있으므로 피해야 한다. 커피나 술은 심계항진이나 손떨림 증상을 더 심화시킬 수 있으므로 절제한다. 사우나나 뜨거운 물에서 지나치게 오래 목욕하는 것을 피한다. 더욱이 가려움증이 있는데 더운 물로 목욕하게 되면 증상이 더 심해질 수 있다. 효과적인 민간요법이나 건강기능식품은 없다고 해도 과언이 아니므로 시간과 비용을 낭비하지 않도록 한다.

갑상선기능저하증

갑상선호르몬이 부족하게 분비되어 신진대사가 저하된 질환이다. 하시모토갑상선염(Hashimoto's thyroiditis)이 대부분을 차지한다. 이 병은 갑상선 조직의 항체가 갑상선을 비정형적으로 파괴하는 것으로 역시 자가면역질환의 하나로 볼 수 있다. 갑상선이 커져도 아프지 않고 만져도 이렇다할 감각이 없다. 처음에는 일시적으로 항진증이 나타나고 점차 저하증이나 정상치로 변해간다. 하시모토병은 갑상선수치가 정상치를 유지하는 한 치료하지 않는 게 원칙이다.

갑상선기능저하증의 다른 유형은 크레틴병(Cretinism)이다. 신생아 때에 갑상선이 정상적으로 발달하지 않아 성장 및 정신발달이 지체되는 것으로 신속한 치료가 필요하다. 뇌내 시상하부나 뇌하수체 전엽에 문제가 생긴 경우가 대부분이다. 생후 5~7일 사이에 혈액검사를 통해 갑상선기능저하 여부를 찾아내야 비극을 면할 수 있다.

이밖에 단순히 요오드 결핍에 의한 갑상선호르몬 부족증인 단순갑상선종, 갑상선 악성종양, 미국 및 중국 내륙산간처럼 토양에 요오드가 결핍돼 먹거리에 요오드가 부족한 지역적 요인, 유전적 요인, 수술 방사선치료 등 의학적 치료, 탄산리튬·설폰우레아계열 당뇨약 등 특정 약물 등에 의해 갑상선기능지하증이 올 수 있다.

갑상선기능저하증은 종류와 원인이 어떠하든 신진대사가 활발하지 않기 때문에 항상 졸리고 피로하며 우울증, 권태감을 느끼게 된다. 신경쇠약, 기억력 저하, 계산능력 저하 같은 정신·신경장애가 온다. 또 머리카락이 잘 빠지고 부스러지며 잘 안자라고, 부종이 심해 눈 주위가 붓고, 목이 붓거나 잘 쉬고, 손발이 저리며, 손톱이 부서지고 거칠어진다. 전신적으로 맥박이 느려지고 숨이 차며 추위를 못 참고 식욕이 떨어지지만 체중은 오히려 증가한다. 여성은 생리량이 증가하고 생리간격이 길어지며 배란장애, 성기능 감퇴를 동반한다. 이밖에 근육통, 변비, 피부냉감, 발한량 감소 등이 특징적 증상으로 나타난다.

갑상성기능저하증의 치료는 발병 원인에 관계없이 갑상선호르몬을 투여하는 것이다. 이는 모자란 것을 보충해주는 것이기도 하지만 TSH 생산을 억제해 갑상선기능저하증에 의해 발생한 갑상선종을 위축시키는 효과를 노리는 효과도 있기 때문이다.

갑상선호르몬 가운데 티록신(thyroxine, 부호로 T_4)과 관련 유사물질을 쓴다. T_3는 심장독성이 있는데다가 반감기가 3~5일로 짧은 반면 T_4

는 반감기가 7~10일로 길고 체내에서 변동성이 작기 때문이다.

과거에는 돼지, 소, 양의 갑상선에서 추출·건조해 썼으나 T_3와 T_4의 비율이 일정치 않고, 함유된 이종단백질에 의해 알레르기나 병원성이 유발되며, 냉건 보관하지 않으면 약이 상하고 효과가 떨어질 수 있어 지금은 대부분 합성제품을 쓴다.

합성제품은 대부분 T_4가 균일하게 들어있고 이종단백질의 혼입 우려가 없으며 값싸고 효과도 양호해 현재 쓰이는 대부분을 차지한다. 레보티록신(levothyroxine 부광약품 씬지로이드정)이 대표 제품이다.

T_4는 매일 200~300mcg을 투여한다. 가급적 아침 식전에 복용해야 효과가 좋으나 위장장애가 있으면 식후나 식사 도중에 먹는다. 갑자기 많이 섭취하면 문제가 생기므로 처음 2주는 50mcg를 투여하고 2주마다 50mcg씩 늘려 최고 300mcg까지 도달케 한다. 정상적인 인체는 매일 300mcg의 T_4를 생산하는데 만약 300mcg 이상을 투여하면 갑상선기능항진증이 나타날 수 있다. 특히 오랫동안 심한 갑상선종을 앓았던 사람, 노인환자, 협심증·심근경색·심계항진 등을 갖고 있는 순환기질환 환자는 갑작스런 T_4 증량 투여에 민감하므로 주의가 요망된다. 치료 후 2주 가량 지나면 부기가 가라앉고 체중이 빠지는 등 증상이 호전되는 것을 쉽게 느낄 수 있으며 3개월 단위로 혈청 TSH와 FT_4 등의 혈중 농도를 검사하면서 일정 수치에 도달하면 그때부터 유지용량을 복용토록 한다. 갑상선기능저하증이 회복될 기미가 없다면 갑상선호르몬제를 평생 복용하는 것으로 인식해야 한다.

T_3 제품으로는 레보트리요오드티로닌(levotriiodothyronine 또는 liothyronine 다림양행 테트로닌정)이 유일하다. 효과를 금방 느낄 수 있으나 가격도 비싸고 치료-독성반응을 가늠해 대처하기 어렵기 때문에 장기 투여에는 바람직하지 않다. 국내서는 T_3와 T_4를 복합한 제품으로

부광약품 '콤지로이드정'이 있다. 몸은 항상성을 유지하려는 자동조절 능력을 갖췄기 때문에 복합제를 투여하는 게 더 좋다는 견해도 있다.

갑상선호르몬제는 웬만하면 같은 회사 제품을 복용하여야 하며 함부로 회사를 변경하거나 중단하면 안 된다. 식욕을 높이지만 체중은 줄이므로 비만치료제로 사용할 수 있지만 매우 신중하게 사용하여야 한다. 태반을 통과하지 않으므로 임산부에게도 투여할 수 있다.

갑상선호르몬제는 각종 대사에 관여하므로 심장질환, 당뇨병, 골다공증, 고지혈증 등을 앓고 있는 환자에게 매우 조심스럽게 투여해야 한다. 특히 환자가 고지혈증치료제, 여성호르몬제, 항혈액응고제, 고혈압치료제, 심장약, 기관지이완제 등을 복용한다면 갑상선호르몬제가 약효를 상승 또는 약화시키는 변화를 줄 수 있으므로 주의해야 한다.

갑상선호르몬제의 부작용으로는 두통, 신경과민, 설사, 더위 못 참음, 홍통, 맥박 증가, 심계항진 등이 갑상선기능 항진 증세와 비슷하게 나타난다. 치료 중에도 갑상선기능저하증의 증세가 지속된다면 위장관운동 촉진제나 우울증 치료제를 복용토록 한다. 이밖에 갑상선호르몬제를 장기간 복용하면 TSH의 억제로 인해 골다공증의 위험이 증가하고 철분과 비타민 등이 많이 소모되므로 종합영양제, 칼슘제, 비타민D를 보충하는 방안을 검토해봐야 한다. 피부와 손발이 거칠고 건조해지면 젖산 로션(lactic acid lotion)을 발라준다.

갑상선질환은 함부로 증세에 따라 임의로 약물을 선택해서는 절대 안 되며 혈중 호르몬 농도 등 임상검사 수치로 기능의 항진인지 저하인지를 정확히 판단하고 전문가가 적절한 약물을 선택하도록 맡겨야 한다.

갑상선종과 갑상선암

갑상선종은 갑상선호르몬 기능항진증이나 기능저하증 양쪽으로부터 생길 수 있다. 그레이브스병처럼 갑상선을 자극하는 항체가 생겨 갑상선호르몬 생산량이 늘어나는 경우나, 하시모토병처럼 갑상선 조직의 항체가 갑상선을 파괴하려는 경우나 모두 그에 대한 반발로 갑상선에 종양이 생기게 된다. 갑상선항체(thyroid antibodies)의 혈중 수치를 보면 자가면역질환인지 여부를 가릴 수 있다.

갑상선종은 갑상선호르몬이 과잉돼 폐해가 심할 경우에는 '중독성', 그렇지 않고 증상이 없거나 약한 경우에는 '단순' '정상' '비중독성' '무증상' 등으로 칭한다. 또 갑상선호르몬을 과다 생산하게 하는 종양이 1개면 '중독성 갑상선종', 2개 이상이면 '중독성 다결절성 갑상선종'이라고 명명한다.

'단순' '정상' '비중독성' '무증상'처럼 갑상선에 덩어리(goiter)나 결절(node)이 생겼더라도 갑상선호르몬 수치에 큰 변화가 없거나 증상이 심하지 않으면 대체로 치료하지 않는다. 치료는 기능항진이든 기능저하든 갑상선호르몬을 정상치로 유지하는 것이다. 하시모토병처럼 만성 갑상선염인 경우에도 마찬가지다. 다만 중독성 다결절성 갑상선종은 방사선치료나 수술로 제거하기도 한다.

갑상선종은 95% 이상은 양성(良性)이므로 제거하지 않아도 큰 위험이 없지만 5% 미만은 악성인 암이 되기도 하므로 정밀검진이 요구된다.

골다공증

뼈는 외관상으로 보기에는 죽은 듯 정적인 평형을 유지하고 있는 것 같아 보이지만 실제로는 일생을 통해 생성과 파괴가 활발히 진행되는 극히 역동적인 조직이다.

골다공증은 나이 들어 뼈를 구성하는 물질이 뼈 속에서 빠져나가면서 뼈가 바스러지거나 금이 가기 쉬운 상태로 변하는 질환이다. 뼈는 10대 후반까지 줄기차게 성장한 후 30세까지는 더 이상 크지 않고 뼈의 강도만 강해져 최대 골량에 도달한다. 이후에는 점차 골량이 줄면서 척추가 굽고 부서지기 쉬운 상태가 된다. 따라서 젊었을 때 골밀도가 높아야, 즉 통뼈를 만들어야 늙어서 고생을 면하게 된다.

여성은 폐경 전후에 급격히 골량이 소실된다. 폐경 후에는 난소 기능이 쇠퇴, 뼈 구성물질을 모으는 여성호르몬인 에스트로겐(estrogen)이 결핍됨으로써 골량이 줄어든다. 에스트로겐은 골 형성을 자극한다기보다는 골 소실을 억제하는 효과가 있다.

골다공증의 양상을 크게 둘로 나누면 1형은 폐경 후 에스트로겐이 감소하여 골량이 향후 3~7년간 급속히 감소하고 소주골에서 두드러지게 나타난다. 2형은 소주골과 피질골에서 점진적인 골량 소실을 보이며 진행이 느려 75세 이전까지는 확실하게 나타나지 않는다. 1형은 주로 여성에서, 2형은 비교적 건강한 젊은 시절을 지냈던 남성에서 나타난다.

소주골(trabecular bone)은 골조직이 성기고 엉성하게 연결돼 있으며 주로 뼈의 내층을 이루는데 전체 뼈의 20%에 해당한다. 해면골(海綿骨)로도 불린다. 반면 피질골은 골조직이 두껍고 조밀하며 주로 뼈의 바깥층을 이루며 나머지 80%를 차지한다. 골량 감소 속도는 소주골이 피질골보다 월등히 빠르다. 골다공증의 환자 뼈의 단면을 보면 '바람 든 무'처럼 주로 가운데에 구멍이 송송 나 있는 것은 바로 골량이 감소하면서 소주골과 피질골이 동시에 소멸하기 때문이다.

젊었을 때 적절하게 최대 골량을 이뤘어도 노화나 질병으로 인해 뼈 속의 뼈조직을 만드는 조골(造骨)세포와 뼈를 없애는 파골(破骨)세포간의 균형 상태에서 파골세포의 기능이 우위를 보이면 골다공증이 생긴

골량의 증감요인

골형성 촉진요인 (유익)	성장기 불소 섭취, 적절한 운동
골형성 억제요인 (나쁨)	만성적 영양결핍, 운동부족, 만성질환, 음주, 흡연, 지나친 식이섬유 · 지방 · 인 · 카페인의 섭취
골소실 촉진요인 (나쁨)	운동부족, 장시간의 항공여행 및 자동차탑승, 갱년기이후 여성호르몬 및 남성호르몬 결핍, 부갑상선 및 갑상선의 기능항진, 골수종, 임파종, 칼슘섭취부족
골소실 억제요인 (유익)	적절한 운동, 갱년기 이후 남성호르몬 및 여성호르몬 보충, 적당량의 칼슘 및 비타민D 섭취, 칼시토닌 투여

다. 조골세포는 칼슘을 혈액에서 뼈로 이동시켜 뼈를 만드는 기능을 하는데 반해 파골세포는 뼈에서 칼슘을 빼내 골량을 감소시킨다. 노령화, 칼슘 결핍, 여성호르몬 결핍 등이 파골세포가 조골세포를 압도하게 하는 주된 요인이다.

◎ 원인

골다공증을 유발하는 원인은 수없이 많다. 우선 젊었을 때 영양결핍(특히 칼슘 및 비타민D의 섭취부족이나 흡수장애)이나 운동부족(골 형성 자극 미흡)으로 최대 골량이 아주 적게 형성되면 골다공증이 발생한다. △지나친 흡연과 음주 △체중감량을 위한 다이어트와 이뇨제 · 하제(下劑) 남용 △카페인 음료 · 청량음료 · 인스턴트식품의 과잉 섭취 △지나친 햇볕노출 차단(오랜 실내생활이나 강한 자외선차단제 이용)으로 인한 비타민D의 생산 억제 등도 원인으로 지목할 수 있다. 이런 요인은 노화로 인한 세포 및 호르몬 기능의 저하와 복합적으로 맞물려 골다공증을 유발하게 된다. 인종별로는 황인종에 더 잘 생기고 유전적으로 골다공증이 다발하는 가계가 있다.

여성은 골다공증 환자 약 75%, 남성은 30~40%가 이처럼 원인이 하나에 귀착되지 않고 복합적인 1차성 골다공증이다.

이와 달리 원인이 명확하고 다른 질환의 합병증으로 생기는 골다공증을 2차성 골다공증이라고 한다. 갑상선기능항진증, 부갑상선기능항진증, 부신피질항진증, 고프로락틴혈증, 당뇨병, 조기폐경 등의 내분비질환과 만성신부전, 만성관절염, 다발성골수종, 신경성식욕부진, 흡수영양장애증후군 등의 질환으로 인한 게 대다수다. 이 가운데 갑상선기능항진증으로 과량의 갑상선 호르몬이 분비되면 칼슘의 흡수를 방해하고

뼈에서 칼슘을 빼내가게 되며, 40세 이전에 조기폐경이 나타나면 여성
호르몬이 결핍돼 뼈에서 칼슘이 유출된다. 이밖에 스테로이드제제, 항
경련제(dilantin, phenobarbital), 결핵약(isoniazid, rifampicin), 갑상선
기능저하증치료제, 이뇨제, 알루미늄 함유 제산제 등의 약물과 위절제
술, 장절제우회로술, 난소절제술, 뇌종양제거술 등의 수술이 골다공증
을 초래한다. 대표적 게 스테로이드로서 과다 복용하면 조골세포의 기
능이 억제되고 칼슘의 흡수는 저해되는 대신 배출이 촉진돼 골다공증이
유발된다.

◎ 약물치료

노년기에는 하루 1시간씩 걷기 등 운동강도가 낮은 운동을 꾸준히 하
고 칼슘 및 비타민D 섭취에 정성을 들여야 한다. 그러나 골량이 감소되
기 시작하는 것이 감지되면 약물치료를 받아야만 한다.

칼슘보충제

칼슘 보충은 에스트로겐 호르몬이나 비스포스포네이트 같은 전문치
료제를 대체할 만한 치료법은 아니다. 그러나 유용한 보조치료법으로서
반드시 칼슘을 보충할 필요가 있다. 특히 약의 형태로 복용하는 칼슘이
몸에 잘 흡수되지도 않고 오히려 변비, 구토, 속쓰림, 고혈압, 요로결석
등을 유발한다는 비판에도 불구하고 시행할 필요성이 인정된다.

칼슘의 최소 필요섭취량은 순 칼슘량으로 따져 하루 1000mg 이상이
다. 하지만 성장기 청소년의 경우 하루 1200mg 이상, 60세 이상 고령
자는 골량 소실을 감안해 1000~1500mg, 임산부·수유부·폐경후 여

성은 1600mg 이상이 필요하다.

　시중에 나와 있는 칼슘제 중 칼슘화합물 형태의 제품은 한번에 750mg씩 하루 3회, 굴 껍질 분쇄가루(oyster powder 모려칼슘)로 된 제품은 한번에 1290mg씩 하루 3회 복용토록 돼 있다. 얼핏 보면 많은 양이지만 이를 순수 칼슘량으로 환산하고 칼슘은 약 15~30%만이 흡수되며 나머지는 소변으로 배설됨을 감안한다면 적절한 양이다. 무엇보다 골다공증 환자는 칼슘이 많이 부족한 상태이므로 이 정도는 복용해야 한다. 한국인은 일반적으로 식단에서 하루 평균 500~600mg의 칼슘을 섭취하므로 권장량을 채우기 위해서는 각별히 신경 쓸 부분이 많다. 따라서 골다공증이라면 약제로서 하루 500mg 안팎의 칼슘을 보충하는 방안을 모색해야 한다.

　칼슘은 소변을 통해 수시로 배설되므로 이미 형성된 뼈를 유지하기 위해 역시 칼슘도 때때로 공급돼야 한다. 하지만 칼슘 제제는 일반적으로 속쓰림, 변비, 가스발생 등의 경미한 부작용을 일으키며 목표치 이하로 흡수되는 한계가 있다.

　칼슘제제에는 탄산칼슘, 구연산칼슘(신동방 칼사이트정), 판토텐산칼슘, 글루콘산칼슘, 모려칼슘(굴 껍데기 분쇄한 것 · 동화약품 헬스칼500정), 난각칼슘(계란껍질 분쇄), 산호칼슘, 진주조개추출칼슘(태평양제약 펄칼크정 · 생산중단) 등의 무기칼슘과 오소판(ossopan 어린 송아지 연골에서 추출 · 진양제약 프로박스에프정), 우유칼슘, 야채칼슘(야채를 발효시킨 후 칼슘만 모은 것) 등의 유기칼슘이 있다. 유기칼슘이 무기칼슘보다 흡수율이 나은 것으로 알려져 있으나 아직 의학적으로 확인된 것은 없다.

　이밖에 유명 칼슘제제로는 △모려칼슘과 비타민D_2가 복합된 한독약품 '오스칼 500D정', 동화약품 '헬스칼정' △탄산칼슘, 구연산칼슘, 글루콘산칼슘, 비타민D_2를 복합한 종근당 '애드칼정' △수산화인회석에서 추출한 칼슘으로 인산칼슘, 탄산칼슘, 수산화철 등이 고루 함유된 명문제약 '마이칼정' 등이 있다.

무기칼슘 중에는 현재 가장 많이 사용되는 탄산칼슘이 가장 흡수도가 떨어진다. 모려칼슘은 칼슘만 단독으로 존재하고 인을 함유하지 않아 흡수율이 가장 우수한 것으로 연구되고 있다. 복용시 96%의 용해도를 보이며 실제 흡수율은 24%로서 가장 높다. 이는 음식으로 칼슘을 섭취했을 때의 흡수율 16%보다도 높은 것이다. 다만 가격이 비싼 게 흠이다. 갱년기 여성의 골다공증 외에도 퇴행성 및 류마티스 관절염, 임산부 및 수유부에도 폭넓게 처방할 수 있다.

미국의 한 연구에 따르면 구연산칼슘이 탄산칼슘보다 2.5배 더 잘 흡수되는 것으로 나타나 있다. 또 폐경 후 골다공증의 여성에서 척추와 팔뚝의 뼈 밀도를 높이는데 구연산칼슘이 더욱 효과적인 것으로 나타났다. 또 구연산칼슘 함유 제품을 섭취할 때에는 구연산이 함유된 오렌지주스 등을 함께 마시면 더욱 효과적일 수 있다는 견해다.

이에 비해 유기칼슘은 무기칼슘보다 흡수율이 다소 낮고 변비, 속쓰림, 가스발생 등과 같은 부작용도 적은 것으로 알려져 있다. 칼슘은 식품을 통해 섭취하는 것이 가장 자연스럽고 흡수율이 높지만 양에 한계가 있으므로 50세를 넘어서는 칼슘제를 복용할 필요가 있다. 주의할 점은 천연 칼슘제제는 생산과정에서 소뼈, 굴 껍질, 진주조개껍질 가루를 분쇄하는데 이때 쇳가루가 떨어질 수 있으며 납, 수은, 비소, 카드뮴 등이 혼입될 수도 있으므로 안전성이 입증된 제품을 선택하도록 한다.

칼슘제를 복용할 때에 철분제, 아테놀롤(atenolol 현대약품 테놀민정) * 베라파밀(verapamil 일성신약 이숖틴정)과 같은 고혈압약, 테트라사이클린(tetracyclin 종근당 테라싸이클린캅셀)과 같은 항생제와 함께 복용하면 흡수율이 떨어지므로 주의한다. 반면 치아자이드(thiazide) 계열 이뇨제나 스타틴 계열 고지혈증 치료제는 골다공증, 골소공증으로 인한 골절 위험을 감소시키는 것으로 연구돼 있다.

이밖에 칼슘 흡수는 젖당, 단백질, 마그네슘, 라이신·아르기닌, ·트립토판 등의 아미노산이 존재할 때 촉진된다. 예컨대 우유단백질인 카제인(casein)으로부터 얻어지는 카제인포스포펩타이드(casein phosphopeptide)는 칼슘의 흡수를 돕는 효과가 높은 것으로 알려져 있다. 또 마그네슘이 충분히 공급돼야 칼슘 흡수율이 높아진다는 견해가 주목을 받고 있다.

반면 지나친 채식으로 섬유소, 피틴산(phytic acid 곡류, 두류, 견과류, 핵과류 등에 1~5% 함유), 옥살산(oxalic acid 蓚酸으로도 불리며 시금치, 땅콩 등에 다량 존재) 등을 많이 섭취하면 칼슘 흡수가 억제된다. 옥살산은 장내에서 칼슘과 불용성 복합체를 형성하므로 칼슘이 흡수되지 않고 배설되도록 만든다.

비타민D 제제

칼슘을 다량 섭취해도 활성형 비타민D가 부족하면 칼슘이 뼈로 원활하게 흡수되지 않으므로 비타민D제제가 필요하다. 비타민D는 혈액중의 칼슘농도가 일정수준으로 유지되도록 하고 칼바인딘(calbindin)이라는 칼슘결합단백질의 생성을 촉진, 장(특히 십이지장과 공장)에서 칼슘을 흡수해 뼈에 쌓아놓는 작용을 돕는다. 이를 '능동운반'이라고 하며 흡수율은 35%에 달한다.

반면 음식물로 장(특히 공장과 회장)에서 저절로 칼슘이 흡수되는 '수동운반'에서는 칼슘 흡수율이 16%에 불과하므로 비타민D의 역할이 얼마나 중요한지 알 수 있다.

이밖에도 비타민D는 오스테오칼신(osteocalcin)이나 오스테오폰틴(osteopontin)처럼 칼슘이 뼈에 흡수되도록 촉진하는 골기질 물질을 증가시킨다.

비타민D는 고등어, 연어, 표고버섯, 간유, 계란노른자, 효모 등에 풍부하다. 비타민D는 D_2(ergocalciferol)와 D_3(cholecalciferol)로 나뉜다. D_2는 효모·버섯 등 주로 식물성 식품에, D_3는 생선간유·계란 노른자 등 주로 동물성 식품에 풍부한데 일반적으로 D_3가 D_2보다 골다공증 치료에 더 효과적인 것으로 알려져 있다. 일반적으로 노인에게는 하루 400~800 IU(international unit 국제단위)의 비타민D 섭취가 권장되는데 비타민D 제제는 한 번에 100~125 IU씩 하루 3회 먹도록 만들어져 있다. 보통 비타민D는 혈중 농도가 30ng/㎖ 미만일 때 결핍증으로 보는데 30 이상을 유지하려면 하루 800 IU 정도의 비타민D가 보충돼야 하는 것으로 알려져 있다. 그래서 골다공증 치료에는 하루 500mg 이상의 칼슘(순수 칼슘 기준)과 400 IU 이상의 비타민D 공급이 정석으로 인식돼 있다.

참고로 기름진 생선 100g을 먹으면 200~600 IU의 비타민D를 섭취하는 셈이 된다. 그러나 현실적으로 생선을 매일 먹는 게 불가능할 뿐만 아니라 생선에는 수은 등 중금속 함유량이 적잖기 때문에 꺼려하게 된다.

비타민D는 몸에 존재하는 양보다도 활성형이 얼마나 되는가가 더 중요하다. 보통 하루에 30분 정도 햇볕을 쬐면 체내에서 만들어진 비타민D 전구체(비타민D가 되기 위한 전단계 물질로 불활성형)가 자연스레 활성형 비타민D로 변하므로 사실상은 추가적인 보충이 필요 없다. 한국은 일조량이 충분하므로 활성형이 부족할 염려는 없다.

다만 노인들은 활성형 비타민D를 만드는데 관여하는 신장, 간장, 부갑상선 등의 기능이 떨어져 있어 햇볕을 쬐었다 하더라도 활성형 비타민D의 생성량이 적으므로 제약회사에서 인위적으로 합성한 '1, 25hydroxy-vit D₃' (칼시트리올)나 '1α hydroxy-vit D₃' (알파칼시디올) 등의 활성형 비타민D₃를 복용하는 게 좋다. 비타민 D제제는 과량 복용 시 두통, 메스꺼움, 변비, 졸림, 근육통 등이 나타날 수 있으므로 용량을 지키도록 한다.

칼시트리올 제품으로는 유유 '본키정', 한국로슈 '로칼트롤캅셀' 등이 있다. 알파칼시디올로는 일성신약 '원알파', 중외제약 '알파롤연질 캅셀', 한올제약 '알파본연질캅셀' 등이 있다. 전자가 후자보다 골다공증 치료에 더 기여하는 것으로 연구돼 있다.

비타민D는 폐경기 이후 결핍되기 쉬운데 충분한 양의 비타민D는 당뇨병 발병의 지연 및 억제, 대장암 등 암세포 발현 억제, 자가면역질환 억제 등에도 효과적인 것으로 연구돼 있는 만큼 보충의 필요성이 인정된다.

전문치료제

골다공증 전문치료제는 골흡수억제제와 골형성촉진제로 대별된다. 뼈가 소실(흡수)되는 것을 막는 약으로는 비스포스포네이트(bisphosphonate), 칼시토닌(calcitonin), 여성호르몬의 일종인 에스트로겐(estrogen), 칼슘제, 비타민D 제제 등이 있다. 뼈의 형성을 촉진하는 제제로는 불소, 성장호르몬, 부갑상선호르몬, 인슐린양성장인자(insulin like growth factor-I : IGF-I) 등이 있다.

* 비스포스포네이트 계열의 약물로는 알렌드로네이트(alendronate 유유 마빌정, 한국MSD 포사맥스정,)와 나중에 등장한 리세드로네이트 (risedronate 사노피아벤티스코리아 악토넬정), 파미드로네이트(pamidronate

한림제약 파노린연질캅셀) 등이 있다.

비스포스포네이트 P-C-P(인-탄소-인) 결합을 갖고 있는데 뼈의 구성성분인 수산화인회석(hydroxyapatite)과 강력하게 결합해 있다가 파골세포에 흡수된다. 이후 비스포스포네이트는 골수에서 파골세포 전구세포의 성장억제, 파골세포 촉진인자의 분비억제, 파골세포 억제인자의 생성촉진, 파골세포 활성저해 등의 복합적인 작용을 해서 파골세포에 의한 골 흡수(소실)를 억제한다. 요약하면 비스포스포네이트는 파골세포에 저항하여 파골세포의 자살을 유도하고 뼈의 주성분인 인산칼슘(calcium phosphate)이 유실되지 않도록 보호하는 작용을 한다.

알렌드로네이트는 폐경 후 유발된 골다공증에 대해 골밀도를 높이고 새로운 골절의 발생을 줄일 뿐만 아니라 스테로이드 장기 복용으로 인한 골 소실을 효과적으로 치료하는 것으로 인정받고 있다. 꾸준히 복용하면 해마다 골밀도가 3%씩 증가하며 3년간 치료하면 노령의 심한 골다공증으로 인한 척추 또는 골반 골절의 재발이 50% 이상 감소한다는 임상결과다. 알렌드로네이트는 경구 복용시 흡수율이 1~3%에 불과하지만 뼈에 선택적으로 고농도로 장기간 분포하므로 하루 한번 복용으로 충분하다.

최근에는 알렌드로네이트와 비타민 D_3 제제를 복합한 제품이 유행처럼 시중에 쏟아지고 있다. 유유 '맥스마빌정'과 한국MSD '포사맥스플러스정' 등이 있다.

비스포스포네이트 계열 약물은 우유, 주스, 커피, 홍차, 탄산음료, 칼슘제, 철분제 등과 함께 복용하면 위장관에서 흡수율이 저하되기 때문에 공복에 먹어야 한다. 아스피린과 같이 복용하면 속쓰림 증상이 심해진다. 복용 후 약 1시간 동안에는 물을 한 컵 가득(200㎖ 이상) 마시는 것 외에는 아무것도 먹지 않아야 하며 약을 빨거나 씹어먹는 것도 금해야 한다. 복용 후에는 눕거나 옆으로 기대서는 안 되며 바로 앉아 있거나 서 있어야 한다. 이는 약물의 원활한 흡수를 돕고 부작용을 피하기 위해서다. 만약 이를 지키지 않을 경우에는 복통, 구역감, 위장장애, 식도염, 신트림, 금속맛 등의 부작용이 심하게 나타나게 된다. 이런 주의사항만 지킨다면 매우 효과적인 약물이다. 복용법을 지킨다하더라도 복용량을 늘리면 오심, 구토, 복통, 소화불량, 식도염 등이 나타나고 더러 두통, 관절통, 근육통, 저칼슘혈증 등의 부작용이 나타날 수 있으므로 주의해야 한다.

3세대 약물인 리세드로네이트는 2003년 6월 출시됐으며 임상결과 뼈의 미세구조를 유지해 폐경 이후 여성들의 척추 및 비(非)척추의 골절위험을 각각 65%, 70% 낮추는 것으로 나타났다. 기존 2세대 제품보다 약효가 6개월 정도 빠르고 유효성과 안전성이 높은 것으로 평가받고 있다. 방사능 과다 노출로 인한 척추골절 위험을 1년 안에 유효하게 감소시킬 수 있다.

한편 비스포스포네이트는 과량 투여하면 골화(mineralization 뼈에 무기질이 쌓임)를 억제하는, 즉 골연화증을 유발하는 부작용이 생기기도 하므로 이를 최소화하면서도 골흡수 억제 능력은 강력한 약제가 바람직한 것으로 받아들여진다. 졸레드로네이트(zoledronate 한국노바티스 조메타 주)는 기존 약제의 1000분의 1 용량으로 가장 높은 치료율을 나타내는 약으로 손꼽힌다.

또 골파제트병(Paget's disease)이나 악성종양에 걸리면 뼈에서 혈액으로 칼슘이 빠져나가며 고칼슘혈증, 골연화증, 골다공증이 되는데 미식품의약국(FDA)은 에티드로네이트(etidronate 초당약품 다이놀정, 유영약품 오스테움정), 클로드로네이트(clodronate 종근당 오스탁캅셀), 파미드로네이트 등이 이런 용도에 쓰는 치료제로 허용하고 있다.

* 칼시토닌은 인간의 부갑상선에서 분비되는 호르몬으로 칼슘 대사를 조절한다. 골 소실을 억제하며 혈중 칼슘치를 신속하게 낮춰 골다공

증을 앓아 생긴 통증이나 골량 감소, 고칼슘혈증을 빠르게 개선할 수 있다. 골 손실과 골다공증에 의한 골절 빈도를 감소시키는 효과가 인정되고 있으나 에스트로겐이나 비스포스포네이트에 비해 골밀도 증가 효과는 크지 않은 것으로 평가받고 있다.

칼시토닌은 연어나 뱀장어에서 추출하는데 혈액에 지나치게 많이 있는 칼슘을 뼈로 보내 정상으로 되돌리며 파골세포를 약화시킨다. 비스포스포네이트나 에스트로겐보다는 효과가 덜하지만 골밀도를 증가시키는 효과가 있고 진통작용이 있어 골절로 인한 뼈 통증을 감소시키는 것으로 알려져 있다. 골 소실이 급속도로 진행되는 경우에 특히 효과가 좋으며 폐경 여성이 에스트로겐과 함께 투여받으면 효과가 상승되는 것으로 연구돼 있다. 가격이 비싼 게 흠이다.

연어에서 추출한 칼시토닌을 살카토닌(salcatonin)이라 하는데 건일제약 '살카토닌'(주사제 · 합성품), 동아제약 '칼토닌'(비강분무제 · 합성품), 한국노바티스 '마야칼식나살스프레이'(비강분무제 · 합성품)가 대표적 제품이다. 뱀장어에서 추출한 칼시토닌은 엘카토닌(elcatonin)이라 하며 종근당 '엘시토닌주', 유영제약 '엘카토닌주', 웰화이드코리아 '엘카토닌주' 등이 있다.

칼시토닌은 주사제와 코에 뿌리는 비강분무제 등 2가지 타입이 있다. 살카토닌은 2가지 모두 가능하나 엘카토닌은 주로 주사제다. 부작용은 과민반응 정도로 경미하고 매우 안전한 약제로 꼽힌다. 비강분무제의 부작용이 훨씬 덜하다.

* 에스트로겐은 55~65세 사이에서 나타나는 폐경 여성의 골다공증에 필수적인 약이다. 폐경 후 여성호르몬인 에스트로겐의 분비가 급감하는 대신 부갑상선호르몬이 늘어나면 4명중 1명꼴로 골다공증이나 그에 준하는 증상이 나타나 뼈가 쑤시다고 호소하게 되며 허리가 굽어진다.

에스트로겐은 작용이 복잡하지만 조골세포에 작용하여 파골세포를 활성화시키는 인터루킨-6(interleukin-6: IL-6)의 분비를 억제하는 것으로 추정된다. 또 혈중 활성형 비타민D_2인 칼시트리올의 농도를 높이고 장에서의 칼슘 흡수를 올리는 작용도 있는 것으로 연구되고 있다. 골모(骨母)세포를 보호하고, 골화를 촉진한다. 이같은 작용을 통해 골 소실을 줄이고 골밀도를 높이는 것으로 결론지을 수 있다.

이밖에 골 흡수를 유도하는 부갑상선호르몬에 저항하는 작용을 하거나 부갑상선에서 칼시토닌이 분비되도록 유도한다. 부갑상선호르몬은 뼈에서 칼슘을 빼내 혈액으로 보내는 역할을 하는데 소변으로 배설되는 칼슘량이 늘고 장을 통해 혈액으로 흡수되는 칼슘량이 줄어드는 결과를 낳게 한다. 아울러 에스트로겐은 비타민D를 활성화해 장에서 칼슘 흡수를 촉진하기도 한다.

골다공증 치료를 위해 에스트로겐을 보충한다면 폐경 후 즉시 시작하는 게 바람직하다. 폐경 시작 후 5년간 골밀도가 급감하기 때문이다. 폐경 직후 치료하면 효과가 매우 좋지만 5년 이후에 시작하면 크게 효과가 떨어진다. 그러나 언제 치료를 시작하든지 결코 늦었다고 할 수 없으며 특히 치료를 중단하면 골 소실이 급격하게 발생하는 현상이 나타난다.

에스트로겐 보충요법으로 1년 이상 장기치료 받은 갱년기여성은 그렇지 않은 여성보다 척추 및 대퇴골의 골밀도가 각각 18 %, 12 % 높은 것으로 알려져 있다. 골절위험은 대퇴골절은 약 25%, 척추골절은 약 50% 감소한다.

에스트로겐 보충제로는 먹는 약, 주사제, 피부에 붙여 약물을 흡수시키는 패치제(patch), 피부 아래층에 삽입해 약물이 지속적으로 분비되도록 하는 펠렛제(pellet), 질내에 삽입하는 질좌제(vaginal suppository) 등 여러 형태가 있다.

에스트로겐은 부가되는 화학구조와 물리적 성질이 조금씩 다른 게 대략 10여종이 넘는다. 천연 호르몬에는 에스트론(estrone), 에스트라디올(estradiol), 에스테트롤(estetrol) 등이 있으며 합성 호르몬은 이같은 물질을 바탕삼아 화학구조를 조금씩 변형시켜 대량 합성한 것이다.

천연호르몬은 동물 유래와 식물유래로 나뉜다. 임신한 암말의 오줌에서 추출한 한국와이어스 '프레마린정'은 미국 식품의약국(FDA)에서 공인한 유일한 천연 결합형 말 유래 에스트로겐(conjugated equine estrogens:CEE)이다. 화학구조가 다른 10가지 에스트로겐을 함유하고 있어 단일 종류의 에스트로겐으로 만든 합성호르몬 제품과는 보다 생체 물질에 가깝다. 폐경기 여성의 골다공증 및 심혈관질환 예방, 폐경기증후군 개선, 여성 성기능 저하증 개선 등에 효과적이다. 첫 발매 이후 전세계 5000만명 이상의 여성이 사용했고 3300건 이상의 임상시험 연구 논문을 통해 효과와 안전성이 가장 확고하게 입증된 제품으로 평가받고 있다.

한국화이자 '오젠정'은 식물에서 유래한 제품이다. 멕시코와 미국 남부에 자생하는 얌(yam 마과 덩굴식물로 고구마처럼 뿌리줄기를 식용)에서 추출한 성분을 화학적으로 한 번 더 처리해 만든 에스트로피페이트(estropipate)가 주성분이다.

일반적으로 천연제품이라도 동물 유래 제품은 전반적인 효과가 뚜렷한 반면 식물에서 추출한 제품은 효과는 다소 미온적이나 여성들이 꺼려하는 자궁출혈의 부작용을 줄여주는 장점이 있다.

흔히 천연호르몬은 효과가 좋고 합성호르몬은 효과가 떨어진다는 인식이 있으나 실제 임상에서는 큰 차이가 없다고 한다.

이밖에 에스트로겐 단일 성분으로 만든 먹는 약 가운데 골다공증 치료에 주로 쓰이는 제품으로는 노보노디스크제약 '에스트로펨정'

(estradiol hemihydrate), 한국쉐링 '프로기노바정'(estradiol valerate) 등이 있다.

에스트로겐 단일 성분의 붙이는 패취제로는 17-β-estradiol 성분의 한국노바티스 '에스트라덤TTS', 삼양사 '에스트란50', 일양약품 '베타디올' 등이 있다. estradiol hemihydrate 성분으로는 한국쉐링 클리마라 패취제가 있다. 그러나 패취제는 대체로 골다공증 치료용으로는 사용하지 않고 폐경기증후군 개선에 주로 쓴다.

에스트로겐과 프로게스테론이 복합된 현대약품 '디비나정'(estradiol + medroxyprogesterone) 한국쉐링 '누벨정'(estradiol valerate + levonorgestrel), 한국쉐링 '크리멘정'(estradiol + cyproterone), 노보노디스크제약 '트리시퀀스정'(estradiol hemihydrate + norethisterone), 한국쉐링 '트리퀼라정'(ethinyl estradiol + levonorgestrel), 한국와이어스 '프리멜싸이클정'(conjugated estrogen + medroxyprogesterone) 등이 있다. 이들 두 가지 호르몬을 섞는 이유는 에스트로겐에 의한 자궁내막암 발병 위험 증가를 프로게스테론으로 상쇄시키기 위한 것이다.

에스트로겐은 골다공증 외에도 안면홍조, 신경과민, 기억·집중력 장애, 조기 치매, 피부노화, 성욕 감퇴, 비뇨생식기계 위축, 성교통, 요실금 등 각종 폐경기증후군을 예방하는 효과를 거둘 수 있다.

에스트로겐은 또 혈중 콜레스테롤을 낮추고 심장혈관 세포벽의 비후와 주상동맥경화 현상을 억제하는데 결핍되면 심장질환을 유발하는 것으로 알려져 있다. 다만 최근에는 폐경 이후 여성호르몬 대체요법이 안면홍조, 신경과민, 집중력장애, 성욕감퇴 등 각종 폐경기증후군을 예방하는데 훌륭하지만 심장병을 예방하는 효과를 기대하기는 어렵다는 연구가 속속 나오고 있다.

에스트로겐 치료에서 반드시 짚고 넘어갈 점은 유방암, 자궁내막암을 비롯해 질암, 간암을 유발할 수 있다는 점이다. 대개 산부인과나 내분비내과 등에서는 치료로 인한 손실이나 위험보다 이득이 훨씬 많다는 견해를 내세우며 이 치료를 옹호하고 있지만 그밖의 상당수 의사들은 위험하고 불완전한 치료법이라며 제동을 걸고 있는 양상이다.

따라서 에스트로겐 보충요법을 받으려면 1년에 한번씩 여성암 발병여부를 체크해보도록 의사들은 권고하고 있다. 이와 함께 에스트로겐(난포호르몬 · 자궁증식 및 임신유지)만 투여하면 자궁내막이 증식하거나 자궁내막암이 발생할 위험이 높으므로 이를 억제해주는 다른 종류의 여성호르몬인 프로게스테론(progesterone 황체호르몬 · 자궁내막증식억제 및 월경촉진)을 함께 투여하는 것이 좋다는 견해를 내놓고 있다. 다만 수술로 자궁을 떼어낸 환자에게는 에스트로겐만 단독 투여한다. 2006년 4월 미국에서 발표된 대규모 임상연구에서는 에스트로겐 단독 투여로는 유방암 위험이 높아지지 않으며 오히려 낮아지는 것으로 나타났다.

장기적인 여성호르몬 치료는 환자의 순응도가 낮아 지속적으로 유지하는 경우가 30% 수준에 불과하다. 이는 개인마다 약물의 흡수율, 에스트로겐 수용체 활성도가 차이가 나고, 여성 폐경기의 여러 증후군 가운데 호전되는 증상과 차도가 나타나는 시기가 각각 다르기 때문이다. 환자 몸 상태에 따라 부작용이 천차만별인 것도 원인이다.

* 선택적 에스트로겐 수용체 조절물질(selective estrogen receptor modulator: SERM)은 에스트로겐처럼 골다공증 개선, 심혈관질환 예방, 인지기능 개선, 활력증강 콜레스테롤 억제 등의 효과를 내면서도 에스트로겐의 부작용인 유방암 및 자궁내막 증식을 억제하는 약이다.

에스트로겐 보충요법(hormone replacement therapy:HRT)에서 에스트로겐의 부작용을 상쇄시키기 위해 프로게스테론을 병용한다 해도 유방통증, 체내 수분축적, 기분의 변화, 월경의 재개 등 부작용을 피하긴 어렵다. 따라서 SERM제제의 필요성은 절실하다 할 것이다.

이런 제제로는 랄록시펜(raloxifen 한국릴리 에비스타정), 타목시펜(tamoxifen 아스트라제네카 놀바덱스정) 등이 있다. 다시 정리하면 골대사 및 지질대사에 대해서는 에스트로겐처럼 작용하고 자궁이나 유방에서는 에스트로겐과 대항하는 약이다.

랄록시펜은 임상결과 골절위험은 55%, 유방암 발병위험은 70%를 감소시키며 혈중 콜레스테롤 농도를 7% 정도 떨어뜨리는 것으로 나타났다. 유방암 및 자궁내막암에 대한 안전성이 에스트로겐에 비해 높다고 할 수 있으나 골다공증에 대한 개선효과는 에스트로겐만 못하다. 안면홍조, 질건조증 등의 폐경기증후군을 완화시키는 효과도 미미하다 할 수 있다. 따라서 폐경 직후라면 에스트로겐 투여를 우선적으로 고려하고, 장기간 투여가 필요한데 여성암이 우려된다면 SERM제제를 선택해 볼 여지가 있다.

타목시펜은 SERM제제이나 골다공증 개선효과가 거의 없고 자궁암 위험을 증가시키는 것으로 밝혀져 현재는 유방암 억제 용도로만 사용되고 있다.

티볼론(tibolone 한국오가논 리비알정)은 에스트로겐처럼 작용해야 하는 장기에서는 에스트로겐처럼 작용하고, 그렇지 않은 부위에서는 에스트로겐과 다르게 작용하는 조직특이성 제제다. 이 약은 체내에서 대사돼 에스트로겐, 프로게스테론, 안드로겐(androgen 남성호르몬) 등의 3가지 작용을 갖는 물질로 분리된다.

이 중 에스트로겐 작용을 하는 물질은 유방과 자궁에서 거의 작용하지 않으므로 유방암과 자궁내막증식을 거의 유발하지 않는다. 반면 골다공증, 심혈관질환, 안면홍조, 질건조증 같은 갱년기증상을 효과적으로 개선한다. 랄록시펜에 비해 골다공증 개선효과는 약하나 폐경기 증후군을 완화시키는 효과는 우수한 편이다. 2년간 복용하면 골밀도가 8%정도 증가하는 것으로 나타나고 있다.

안드로겐 작용을 나타내는 물질은 성적 리비도(libido)를 높이고 비만을 개선해주며 근력을 강화시켜준다. 기존 호르몬보충요법 치료는 환자의 20%에서 유방이 단단해지고 불편한 부작용을 일으키는데 반해 리비알은 4% 정도다.

* 부갑상선호르몬(parathyroid hormone:PTH)은 골 흡수(소실)를 자극할 뿐만 아니라 골 형성에도 자극과 억제의 작용을 모두 갖고 있다. 저용량을 간헐적, 주기적으로 투여하면 골 형성 촉진인자들이 분비돼 골밀도가 신속하게 증가한다. 투여방법이 까다롭기 때문에 주로 전문병원에서 주사제로 투여한다. 폐경 여성에게 주사하면 척추골절 발생위험을 14%에서 5%로, 비(非)척추 골절위험은 6%에서 3%로 낮출 수 있는 것으로 연구돼 있다. 한국릴리의 '포스테오'(teriparatide)가 있다.

* 불화나트륨 등 불소 함유 영양제는 조골세포의 증식과 분화를 자극하는 유일한 제제로서 역시 일부 병원에서 제한적으로 투여하고 있다. 골밀도를 증가시키는 효과가 인정되나 일부 골절위험도 증가한다는 보고가 있어 칼슘제와 저용량의 불소제제를 조심스럽게 함께 투여하는 상황이다.

* 아울러 남녀 공히 성장호르몬, 남성에게는 남성호르몬이 투여될 수 있다. 이들 호르몬은 갱년기 이후에 분비량이 급감하는데 이들 호르몬을 보충하면 골량의 감소를 막는 효과를 얻을 수 있다고 한다.

성장호르몬(LG생명과학 '유트로핀'·동아제약 '그로트로핀')은 골 생성을 위한 동화작용을 나타낸다. 성장호르몬의 혈중 농도를 대표하는 IGF-I값이 낮아져 있는 60세 이상의 노인이라면 효과를 볼 수 있다. 남녀 공히 골밀도 및 근육량의 증가, 지방의 감소, 피부두께 증가 등의 긍정적인 효과가 나타난다.

남성호르몬은 성선(性腺)기능이 떨어질 때 적게 분비되고 이로 인해 골다공증이 심하게 나타날 수 있다. 이런 경우에는 테스토스테론(testosterone 바이엘코리아 네비도, 한국오가논 안드리올테스토캅스 연질캅셀, 삼양사 앤드로덤패치)이 매우 효과적이다. 남성호르몬이 조금 부족하거나 정상일 경우에도 어느 정도 효과가 있다. 골밀도를 5~6% 가량 높일 수 있는 것으로 연구돼 있다.

남성은 여성의 폐경 이후처럼 갱년기 이후에 급격하게 골량이 감소하지는 않지만 나이가 듦에 따라 남성호르몬 및 성장호르몬, IGF-I 등이 감소하고 남성호르몬이 여성호르몬으로 변화해감에 따라 골 형성량이 감소하는 경향을 띤다. 하지만 치료방법에서 여성과 큰 차이는 없다.

기타 약물

이프리플라본(iprifiavone 국제약품 데오본정)은 콩에서 여성호르몬처럼 작용하는 이소플라본의 유도체로서 골 흡수를 억제하고 에스트로겐의 칼시토닌 분비촉진 작용을 강화하는 약이다. 하지만 이론만큼 효과가 확증된 제품은 아니며 골밀도 상승효과가 미미한 것으로 알려져 있다. 천연물이 아닌 합성제품이라서 효과가 떨어진다는 설명이다.

비타민K$_2$인 메나테트레논(menatetrenone 대웅제약 글라케이연질캅셀)은 오스테오칼신의 생산을 증가시킬 뿐만 아니라 비활성화된 오스테오칼신을 활성화시키는 효과가 있다. 혈전형성억제제인 와파린(wafarin)을 복용중인 환자에게는 투여하지 말아야 한다.

뼈에서 칼슘을 잘 빠져나가지 않게 하는 치아자이드(thiazide) 계열 이뇨제가 처방되는 경우도 있다. 이 약을 복용하면 골밀도 증가 및 골밀도

감소예방 효과가 기대되며 소변으로 빠져나가는 칼슘량이 줄어들므로 저칼슘뇨증이 나타난다. 골세포를 직접 자극하는 효과도 있을 것으로 추정된다. ▶▶ 고혈압 참고

수 년전부터는 노인에게 뼈를 단단하게 해주는 주사를 놓는 치료법이 보편화되고 있다. '인공 뼈시멘트'라 불리는 폴리메틸메타크릴레이트(polymethylmethactrylate: PMMA) 물질을 골다공증으로 인한 척추압박골절에 써서 높은 치료효과를 얻고 있다. 척추 뼈가 물러지면 신경을 눌러 통증이 생기는데 요구르트보다 약간 끈끈한 이 물질을 주입하면 뼈에 스며들어 30분 후쯤 뼈를 단단하게 해주고 통증을 일으키는 신경을 감싸 통증을 현저하게 줄이는 효과가 나타난다. 치료하는데 1시간 이내면 충분하고 주사 후 3~55시간 정도 안정을 취한 후 곧바로 걸어서 퇴원할 수 있다. 압박골절 후 6개월 이내에 치료하면 환자의 95% 이상이 효과를 얻을 수 있고 1년 이상 지난 골절은 80% 정도 치료되며 골다공증의 예방적 치료로도 활용될 수 있다. 부작용은 거의 없으나 시간이 지나 주입물질이 척추신경이 존재하는 공간으로 빠져 나올 경우 신경이 일부 마비되는 경우가 나타날 수 있다. 현재까지는 주로 척추에만 사용하고 있다.

골다공증 약물치료를 위해서는 칼슘이 많이 든 식사와 함께 체중이 척추, 골반, 대퇴골 등에 실릴 수 있는 유산소운동을 하는 게 필수적이다. 뼈에 무게가 가해져야 뼈 형성이 자극되기 때문이다. 따라서 수영처럼 하중이 가해지지 않는 운동은 별로 효과가 없다.

아울러 스테로이드 제제, 알루미늄 함유 제산제, 칼슘을 고갈시키는 퓨로세미드(furosemide 한독약품 라식스정) 등의 이뇨제, 고용량 부갑상선호르몬 등은 장기 복용으로 골다공증이 유발되므로 삼가야 한다.

빈혈

빈혈(貧血)은 글자 그대로 피가 모자란다는 뜻이다. 의학적으로 설명하면 혈액 중의 혈색소(헤모글로빈 hemoglobin)나 적혈구의 양이 감소돼 산소 운반능력이 저하된 상태를 일컫는다.

철분은 헤모글로빈의 주요 성분으로 골수에서 정상적인 적혈구가 만들어지려면 충분한 철분이 필요하고 비타민B_{12}의 도움이 필요하다. 적혈구는 뼈 속 골수에서 만들어지며 120일 정도 수명을 유지하다 비장에서 소멸된다. 피를 만드는데 필요한 원료가 부족하거나 생산되는 혈액량보다 소멸되는 양이 많으면 빈혈이 된다.

철분이 부족해서 오는 경우가 약 90%로 가장 많고 엽산(folic acid: 비타민B_9), 비타민B_{12}(cyanocobalamine) 등이 부족해 생기는 경우도 있으므로 정확한 진단 없이 무조건 철분제를 먹는 것은 바람직하지 않다.

빈혈에 걸리면 피부가 창백해지고 탄력이 줄어든다. 손톱이 하얗게 변하며 숟가락처럼 위로 말린다. 피로감, 권태감, 집중력 상실, 운동시 호흡곤란, 어지럼증, 두통 등의 증상이 나타난다. 심장에 부담을 줘 장

혈액의 정상 및 빈혈 진단기준

항목	정상범위	빈혈 진단기준
혈색소(g/dℓ) Hb	남성 13.5~17.5, 여성 12~16	정상보다 10% 이상 감소
적혈구(개/mm³) RBC	남성 450만~500만,	남성 400만 이하,
	여성 400만~500만	여성 350만 이하
백혈구(개/mm³) WBC	4,500~10,000	
철분(µg/dℓ) Fe	남성 50~160, 여성40~150	정상치 이하
헤마토크리트(%) Hct	남성 40~54, 여성 36~46	정상치 이하
혈소판(개/mm³) Plt	15만~40만	

헤마토크리트(hematocrit)는 전체 혈장 중 적혈구가 차지하는 비중

기간 지속되면 심계항진(가슴이 계속 두근거림), 부종(전신 또는 발목이 부음)이 나타난다.

◎ 원인

빈혈의 원인은 크게 4가지로 나뉜다.

* **철분 결핍성 빈혈**은 임신 및 수유, 신체성장(특히 초등학교 저학년 및 사춘기), 월경, 대량 출혈 등으로 철분 수요가 급증하는데 이를 충분히 충당하지 못하는 경우에 가장 흔하게 나타난다. 보다 의학적으로는 '혈색소 감소성 소적혈구 빈혈'이라고 명명한다. 철분 필요량은 갑자기 늘어나는데 공급이 달리다보니 정상 적혈구보다 크기가 작고 색깔이 덜 붉은 불량 적혈구(소세포성 저혈색소성 적혈구)가 많이 생기는 것이다.

건강한 성인은 4g 남짓의 철분을 몸에 지니고 있으며 헤모글로빈과 골수에 주로 저장돼 있다. 하루 철분 필요량은 20~25mg이며 대부분

헤모글로빈 합성에 이용되고 대부분은 재사용되나 약 1mg은 대변, 소변, 땀을 통해 빠져나간다. 매일 1mg씩 철분이 유실되는 것이다.

이에 따라 남자가 한 달 동안 30mg의 철분을 잃는다면 여자는 자연 감소분으로 30mg, 월경으로 30mg 등 총 60mg의 철분을 잃는 셈이 된다. 임신을 했다면 여성은 한달에 대략 90mg의 철분이, 분만했다면 약 120mg의 철분이 출혈로 빠져나간다고 볼 수 있다. 즉 여성은 월경, 임신, 출산으로 남성보다 각각 2배, 3배, 4배의 철분이 빠져 나가는 것이다. 이 때문에 여성이 남성보다 3~4배 빈혈환자가 많다.

임산부의 30~80%가 빈혈을 겪고 사춘기 여성도 성장, 월경, 공부 스트레스, 무리한 다이어트 등에 의해 약 60%가 빈혈에 걸리고 있다는 통계는 결코 과장이 아니다.

성장기에 철분 수요가 급증하는데 이를 충족치 못하거나 입시나 고시 공부를 열심히 해서 영양을 충분히 섭취 못한 경우에도 빈혈이 심심찮게 나타난다.

이밖에 소화성궤양, 자궁근종, 치질, 간질환, 만성감염질환, 기생충감염 등의 지병을 갖고 있으면 체력소모가 심하고 몸에 보이지 않는 출혈이나 영양결핍이 생겨 빈혈에 걸리기 쉽다. 질환의 원인을 먼저 치료하는 게 시급하며 때에 따라 응급적 수혈이 필요할 수도 있다.

* **거대적아구성(악성) 빈혈**은 피를 만들 때 조력자 역할을 하는 비타민 B_{12}, 엽산, 코발트(Co) 등이 부족해서 나타난다. 따라서 비타민B_{12}와 엽산을 보충하는 게 치료법이다. 피임약, 간질약, 알코올, 항생제 등 세포독성을 띠는 일부 약물을 장기간 복용할 경우에도 거대적아구성 빈혈이 일어날 수 있다.

비타민B_{12}와 엽산이 결핍되면 적혈구를 만드는 세포의 DNA 합성장애가 발생하여(DNA를 구성하는 염기구조물이 만들어지지 않아) 세포질은 정상적으로 합성되지만 핵의 세포분열이 정지하거나 지연된다. 따라서 거대적아구성 빈혈은 적혈구가 정상적혈구보다 크지만 미성숙하여 혈액운반기능이 없는 적혈구(거대적아구)가 생겨나는 질환이다.

비타민B$_{12}$ 결핍은 위암, 위궤양으로 위 절제수술을 받거나, 면역이상질환이 발병했거나, 각종 소화기에 대량 출혈이 일어났을 때 생길 수 있다. 위절제술을 받으면 비타민B$_{12}$를 흡수하는 내인자(內因子)가 소실되기 때문이다.

일반적으로 엽산 결핍은 극빈자, 알코올중독자, 노인, 불구자, 용혈(溶血)질환자, 임산부 등에 생기기 쉽다. 비타민B$_{12}$보다는 엽산 결핍이 훨씬 흔하며 약물 과잉 복용에 의한 거대적아구성 빈혈도 엽산 결핍에 의한 경우가 더 많다.

* 이런 빈혈 다음으로 많은 **재생불량성 빈혈**은 혈액을 만드는 골수의 기능이 억제되거나 파괴될 때 나타난다. 감염, 염증, 악성종양, 만성신장질환, 내분비질환 등이 직·간접적인 유발 또는 악화 요인이 된다. 벤젠, 휘발유 등 유기용매를 다루는 사람들은 골수기능이 약화될 우려가 있어 더욱 주의해야 한다.

* 극히 드문 빈혈의 유형으로 **용혈성 빈혈**이 있다. 비장과 간장의 기능이 활발해 골수에서 생산되는 적혈구 양보다 이들 장기에서 파괴되는 적혈구 양이 더 많을 때 생긴다. 적혈구가 깨져 헤모글로빈이 흘러나온다.

◎ 철분 결핍성 빈혈의 약물요법

연령별로 소아빈혈과 임산부빈혈이 철분 결핍성 빈혈의 주종을 이룬다.

소아빈혈은 출생시 철 저장량의 부족, 철분 섭취 부족, 성장을 위한 철 수요 부족, 출혈 등에 의해 유발된다. 성인과 달리 혈색소가 정상치의 절반으로 떨어져도 빈혈로 인한 전형적인 증상이 뚜렷하게 나타나지 않으며 단지 식욕이 떨어지고 쉽게 피로하며 주의력과 집중력이 떨어지며, 기운이 없고, 활동량이 줄고, 몹시 보채게 된다. 심하면 감기 같은 감염성 질환에 잘 걸리고 성장이 지연된다. 특히 철분은 적혈구 생산 외에도 뇌내 신경전달물질의 보조효소로 작용하며 대뇌 인지능력에 중요한 영향력을 미친다. 성인 뇌 속에 저장되는 철분의 80%가 10세 이전에 축적되기 때문에 이 시기의 철 결핍은 뇌 발달에 상당한 해를 끼칠 수 있다.

통계적으로 볼 때 철분결핍성 소아빈혈은 생후 6개월에서 3년 사이 유아의 30~40%에서 나타난다. 생후 6개월까지는 태반을 통해 저장된 철이 충분하므로 철분 섭취가 문제되지 않으나 이후에는 고갈되므로 하루 0.5mg의 철을 필요로 하게 된다. 모유와 생우유는 철분 함량이 비슷하나 상대적으로 모유는 철분이 많은 대신 칼슘이 적고, 생우유는 칼슘이 많은 대신 철분이 적다. 또 장에서 철분 흡수율은 모유가 20~80%로 우유의 10%에 비해 훨씬 높다. 게다가 생우유에 풍부한 칼슘은 철 흡수를 억제하며 칼슘과 우유단백이 미숙한 위장관에 출혈을 초래할 수 있기 때문에 모유나 분유 섭취가 바람직하다. 따라서 대체로 생후 6개월 전까지는 철분 결핍성 빈혈을 우려해 생우유가 권장되지 않는다. 돌이 지나면 밥과 함께 생우유를 먹게 되는데 이때도 하루 400㎖ 정도가 적당하고 1000㎖를 넘으면 생우유의 결점이 악영향을 미칠 수 있다.

임산부빈혈은 산모의 많은 혈액이 태아로 이동하기 때문에 발생한다. 임산부는 만삭에 임신전보다 혈액량이 45% 늘어난다. 태아에게 빈혈이 생기는 경우는 거의 없으나 산모가 부실하면 태아에게도 빈혈이 생길 수 있으므로 주의해야 한다.

　모든 임산부는 잠재적 빈혈 환자라 해도 틀리지 않다. 여성의 정상 헤모글로빈치는 12~16g/dℓ인데 임산부가 10g/dℓ 이하면 절대적으로 철분제 복용이 필요하다. 보통 철분제를 꾸준히 복용하면 1주에 1g/dℓ씩 헤모글로빈치가 증가하며 8주 만에 빈혈이 소실되지만 저장철[철분이 페리틴(ferritin)단백질과 결합한 형태로 간과 신장 등에 저장됨. 페리틴의 25%가 철분]이 부족해 재발될 수 있으므로 완치 후에도 3~6개월 추가 투여할 필요가 있다.

　성인의 혈액량은 보통 4~5ℓ 수준이며 정상치보다 헤모글로빈치가 1g/dℓ 낮으면 총 250mg의 철분(순수 철 기준)을 투여해야 한다. 철 1mg이 1mℓ(1cc)의 혈액을 만들므로 헤모글로빈치를 1g/dℓ 높이려면 250mℓ의 순수혈액이 새로 조성돼야 함을 의미한다 할 것이다.

　미국 식품의약국(FDA) 기준에 따르면 임산부는 하루에 30~60mg(2가 및 3가 여부는 규정되지 않았음. 이하 순수 철 중량 기준)의 철분제를 복용하는 게 권장된다. 산모가 임신하는 280일 동안 총 1000mg의 철분을 태반 및 태아 형성에 빼앗기고 분만시 대량 출혈하는 것을 감안한 것이다. 시중에 나와 있는 제품은 보통 하루에 40~100mg의 철분을 복용토록 만들어진 제품이나 인체의 최대 하루 철분 섭취량이 25mg에 불과하고 실제 흡수율이 그리 높지 않은 점을 고려하면 적당한 양이다.

　흔히 임신 후 3개월부터 복용하도록 권장되나 임신 직후에 먹어도 상관없다. 다만 임신 초기부터 철분제를 먹으면 헛구역질, 구토, 소화불량 같은 입덧 증상을 유발 또는 악화시키기 때문에 빈혈 증상이 없다면 강박적으로 복용할 필요는 없다. 임신 중기(임신 5개월째)부터 하루 30mg의 철분을 복용, 서서히 증량하여 임신 후기에 하루 60mg 정도 복용하면 충분하다. 임산부는 출산 때까지 꾸준히 철분제를 복용하고 출산 후에도 두세 달 더 복용하는 게 권장된다.

일부에서는 철분제를 임의적으로 복용하면 철분과잉증이 우려된다고 하나 그럴 위험은 비교적 희박하며 대개 과잉의 철분은 소장 장벽에 머무르다가 탈락해 거의 대변으로 배설된다.

철분제의 선택과 복용

철분제는 속이 울렁거리거나 쓰린 위장장애, 식욕부진, 복통, 설사, 변비, 검은 변(철분 색깔 반영) 등과 같은 부작용이 5~25%의 환자에서 나타날 수 있기 때문에 제형을 잘 선택하여야 한다.

철분제는 정제, 약물이 서서히 방출되는 서방정(徐放錠), 씹는 형태의 츄어블 정, 캅셀, 연질캅셀, 액제, 시럽제 등으로 제형이 다양하다. 서방정, 액제, 시럽제 등은 정제나 캅셀보다 위장장애나 메스꺼움이 덜하고 흡수율이 높다. 보통 성인은 철분이 서서히 녹아나오고 하루 한번 복용으로 충분한 서방정, 유아는 복용이 간편한 시럽제를 선호한다.

액제는 흡수율이 높고 부작용이 적으나 정제나 캅셀에 비해 가격이 10여 배 높다. 비용에 상응할 만큼 비교 우위가 있다고 보기는 어렵다.

주사제는 계속되는 위장관 출혈 등으로 신속한 철분 보충이 필요하거나 경구용 철분제 사용이 불가능한 경우에 쓴다. 정맥주사나 근육주사로 철분을 투여한다. 정맥주사는 주사 초기에 가슴통증, 혈압강하, 관절통, 피부발진, 과민반응 등의 부작용이 생기면 즉시 사용을 중단해야 한다. 특히 류마티스관절염의 통증 및 부종을 일시적으로 악화시킬 수 있으므로 주의를 요한다.

철분제는 공복에 흡수율이 가장 높다. 따라서 식사 1시간 전에 복용하는 것이 가장 좋다. 그러나 위장장애가 유발될 수 있으므로 여러 번 나뉘 복용하는 게 권장된다. 부작용이 심할 경우 식사 후나 취침 전에 복용하고 저용량으로 시작해서 점차 복용량을 늘려나가는 게 필요하다. 철분제와 우유, 계란, 제산제, 무기질(특히 칼슘과 마그네슘), 홍차·녹차·커피 등 카페인 및 탄닌(tannin) 함유 음료 등을 함께 먹으면 철분제의 흡수가 저하될 수 있으므로 피한다. 테트라사이클린이나 퀴놀론 계열의 항균제와 같이 복용하면 약물끼리 서로 엉겨 붙어 흡수가 잘 되지 않는다. 반대로 비타민C나 유산균 음료와 함께 복용하면 철분의 흡수율이 높아진다. 철분제는 소화성궤양, 궤양성대장염, 간경변을 앓는 환자, 1세 미만 유아에게 신중하게 투여해야 한다.

철분제는 복용하거나 주사하면 효과가 비교적 빨라 2~3일이 지나면 피로감이 사라지고 식욕 및 활력이 증대됨을 느끼게 된다. 대개 1~2개월 복용하면 혈중 헤모글로빈치가 정상으로 올라간다. 하지만 몸 전체의 기능으로 봐서는 철분이 부족한 상태이므로 빈혈 증상이 해소된 뒤에도 3~6개월 더 지속 보충하여 충분한 철분이 저장되도록 한다.

철분제는 크게 2가철(Fe^{2+})과 3가철(Fe^{3+})로 나뉜다. 철분은 2가철이든 3가철이든 산성인 위에서 2가철이 되고 알칼리성인 소장에서 3가철로 전환된 다음 흡수된다. 흡수된 철은 수송단백질인 트랜스페린(transferrin)과 결합해 혈관을 따라 골수로 직행하여 헤모글로빈을 만드는데 기여하게 된다.

일반적인 의학교과서에서는 2가철이 3가철보다 흡수율이 높은 것으로 기술돼 있다. 그러나 2가철은 위장과 소장벽을 깎아내리거나 파괴시키기 때문에 3가철이 비교 우위가 있고 일부 임상시험 결과 3가철이 흡수율이 높고 부작용이 덜하다는 반대 견해도 있다. 음식물로 존재하는 철분이 3가철이고 헤모글로빈을 구성하는 철분이 3가철이라는 점이 이런 주장을 뒷받침한다.

종합적으로 검토하면 2가철이나 3가철이나 흡수율에서 큰 차이는 없는 것으로 분석된다. 다만 위장장애, 메스꺼움, 소화불량 등의 부작용을 조금이라도 고려한다면 3가철이 권장될 수 있다. 그러나 서구 선진국에서는 부작용을 사소한 것으로 간주하고 흡수율이 높고 가격이 저렴한 2가철을 더 많이 쓰는 경향이다.

2가철 제제로는 황산철(ferrous sulfate 부광약품 훼로바유 서방정), 글루콘산철(ferrous gluconate 수도약품 헤모젠캅셀), 구연산철(ferrous citrate 명인제약 페닐렌정), 푸말산철(ferrous fumarate), 오로틴산철(ferrous orotonate) 등이 있다.

3가철 제제로는 호박산단백철(ferrric protein succinylate 대웅제약 헤모큐액), 수산화말토스복합철(ferric hydroxide polymaltose complex 중외제약 훼럼포라정·액), 소디움글루콘산복합철(sodium ferric gluconate complex 고려제약 산타몬액·캅셀, 종근당 볼그란캅셀), 아세틸트랜스페린철(ferric acetyl transferrin 종근당 볼그레액), 소디움페레데이트(sodium feredatate 광동제약 페로마액), 트레오닌철(ferric treonine 조아제약 훼마스캅셀), 수산화수크로스복합철(ferric hydroxide sucrose complex 중외제약 베노훼럼 주사제), 염화철(ferric chloride 유유 부루탈 주사제) 등이 있다.

헤모큐는 우유단백질인 카제인(casein)이 철분을 둘러싼 복합체이며 산성 상태에서는 반고체 상태를 유지하므로 3가 상태의 철분이 위에서는 유리되어 나오지 않는다. 따라서 위벽을 자극하지 않고 오심이 일어나거나 입맛이 변하는 현상이 나타나지 않는다. 알칼리 상태인 소장 상부에 이르러서는 카제인 단백질이 풀려지면서 호박산철이 유리되어 신속하게 장벽으로 흡수된다. 호박산과 철분은 헤모글로빈의 중요한 구성성분이다. 장으로 흡수된 철분은 즉시 운반철(transferrin)로 변하여 골수로 이동되므로 기존 제제처럼 장벽에 흡수된 후 다시 장으로 빠져나와 변비를 일으키지 않는다.

이 약은 시종일관 3가철 상태를 유지하게 만들어 복용시 위장장애가 적고 높은 철분 흡수율을 올린다는 점에서 우위가 있다. 즉 3가철이 위에서 2가철로 변했다가 소장에서 다시 3가철로 변하는 과정에서 위점막을 분해하고 소장벽을 파괴하는 독성을 끼치는데 이를 막는 것이 강점이다.

훼럼포라 등 나머지 복합 3가철 제제도 대개 이 같은 맥락으로 부작용을 줄이고 흡수율을 높인 제품에 속한다.

페리틴(ferritin 생체철단백질) 제제는 소나 말의 비장에서 추출한 천연단백질로 다른 무기철 및 유기화학철보다 흡수율 및 생체이용률이 월등 높고 위장장애, 메스꺼움, 소화불량 등의 장애가 훨씬 적어 한때 인기를 누렸으나 지금은 광우병 및 바이러스 감염 우려로 지금은 사용이 금지돼 있다.

그러나 조아제약은 페리틴의 안전성과 유효성을 입증, 대법원판결에서 승소해 순수한 말 비장에서 분리 추출한 페리틴 성분으로 만든 '훼마틴에이시럽'을 시판중이다. 페리틴은 철 원자 약 3000개와 결합하여 생체내에 존재하며 체내의 철분 요구량이 증가될 경우 철분이 단백질로부터 즉시 분리되어 나와 생체 내에서 생리작용을 발휘한다. 시럽형태의 제제라서 복용이 간편하고 흡수 및 효과가 빠르다.

철분제를 복용할 때 비타민C가 철의 장관내 흡수를 촉진하므로 하루 200~400mg을 배합 투여하는 것이 좋다.

철분 결핍성 빈혈을 위한 식사요법

철분 결핍은 노력만 한다면 균형 잡힌 식단으로 충분히 예방할 수 있다. 철분은 육류(특히 돼지간과 소간), 간유, 생선살의 거무스름한 부위, 참깨, 들깨, 깻잎, 대합조개에 매우 많이 들어 있다. 이밖에 계란, 우유, 콩, 녹황색 야채, 과일, 해조류 등에 철분과 비타민B$_{12}$가 같이 많이 들어 있다.

미용식을 한다고 생야채 중심의 식사만 하면 철이 결핍되기 때문에 주의해야 한다. 소고기 등 붉은 육류의 동물단백질에 들어있는 철분은 적혈구와 동일한 헴(hem) 형태의 철분으로 흡수가 잘 되지만 식물에 들어있는 철분은 헴 형태가 아닌데다가 채소에 들어있는 섬유질과 피틴산 (phytic acid)의 방해로 흡수가 잘 되지 않는다. 따라서 철분 섭취를 위한 것이라면 동물단백질이 권장된다. 만화영화 주인공 '뽀빠이'가 힘을 낼 때마다 먹는 시금치는 철분이 매우 많이 들어 있긴 하지만 흡수를 방해하는 수산(蓚酸 oxalic acid)과 결합돼 있어 기대보다 그리 많이 흡수되지 않으며 수산은 칼슘과 결합해 결석을 만들기도 한다.

거대적 아구성 빈혈의 약물치료

비타민B$_{12}$, 엽산, 코발트 등이 부족해서 나타나므로 이를 보충하는 게 필요하다.

비타민B$_{12}$의 하루 최소 필요량은 약 25μg이다. 정상인은 간과 그 밖의 인체조직에 각각 2mg씩 총 4mg이 저장돼 있다. 체내에서 합성되지 않으며 육류, 간, 생선, 우유, 유제품, 난류 등 동물성 식품에 풍부하므로 좀처럼 결핍되기 어렵다. 그러나 일단 발병했다면 조기 치료해야 한다. 때를 놓치면 신경이 손상돼 영구 회복불능 상태에 빠지게 된다. 혈중 농도가 정상치에 도달할 때까지 비타민B$_{12}$를 하루 한번, 한번에 100μg씩 2주간 근육주사한다. 신경증이 있으면 정상치 도달 후에도 6개월간 추가 투여한다. 위절제술을 했으면 매월 100μg씩 지속 주사해야 한다.

　비타민B12제제로는 시아노코발라민(cyanocobalamine) 외에 하이드록시코발라민(hydroxycobalamine), 메틸코발라민(methylcobalamine), 코바마이드(cobamide,deoxyadenosylcobalamin,adenosylcobalamin) 등 4종이 있다. 하이드록시코발라민은 시아노코발라민보다 조직내 저류율이 높기 때문에 더 많이 쓰인다.

　엽산(folic acid 한국유나이티드제약 폴린정)은 하루 최소필요량이 250~500μg 정도이며 임신 후에는 몇 배 더 필요하다. 체내에 5~20mg이 체내 여러 곳에 저장돼 있으며 이중 절반이 간에 있다. 주로 동물의 간과 아스파라거스, 시금치, 파슬리, 땅콩 등의 채소 및 곡류에 많이 존재한다. 엽산 결핍으로 판명되면 매일 5~10mg씩을 하루 2~3회 나눠 복용한다. 5일 정도 지나면 초기 단계의 망상적혈구가 증가하는 등 1~2개월 지나면 완치된다. 흡수장애나 만성영양결핍 환자에게는 장기 투여해야 한다. 다만 신경증상이 없는 비타민B12 환자에게 엽산을 과잉 투여하면 신경증상을 악화시킬 수 있다.

　엽산은 항암제인 메토트렉세이트(methotrexate 유한양행 메토트렉세이트정) 등 엽산길항제를 동시에 투여하면 효과가 없으므로 이때는 활성형 특수 엽산제인 류코보린(leucovorin 한국디비팜 디비엘류코보린주)을 쓴다.

재생불량성 빈혈의 약물치료

　초기증상으로 멍이 잘 들거나 잇몸출혈, 비강출혈, 대량 또는 점상의 월경출혈 등이 나타난다. 적혈구 및 혈소판감소에 의한 빈혈과 출혈이 심해지면 전혈(全血) 수혈이 아닌 적혈구 또는 혈소판만 보충하는 부분 수혈을 한다.

골수를 자극하는 조혈촉진제로 안드로겐(androgen 남성호르몬)의 일종인 옥시메톨론(oxymetholone 한서제약 옥시메토론정)을 투여한다. 중증인 경우에는 골수이식을 하고 불가능할 경우에는 면역기능을 억제하는 '항림프구 면역글로불린' 또는 '항흉선세포 면역글로불린' 등을 치료제로 사용한다. 이들 면역억제제로 효과가 미흡하면 동종 의약품인 사이클로스포린(cyclosporine 한국노바티스 산디문뉴오랄 연질캅셀, 종근당 사이폴엔 연질캅셀)을 병용한다.

만성 신부전증, 만성 골수염, 만성 화농성 감염, 류마티스 관절염, 전신성홍반낭창, 궤양성대장염, 악성 종양(특히 항암제 치료시) 등에 시달리게 되면 골수 활동이 저하되고 적혈구가 파괴되며 체내 적혈구 생성인자인 에리스로포이에틴(erythropoietin:EPO) 생산량이 현저하게 줄어든다. 이런 경우에는 유전자재조합 기술을 통해 인위적으로 만들어진 EPO 주사제(중외제약 리코몬프리필드, LG생명과학 에스포젠프리필드, CJ 제약사업본부 에포카인프리필드, 동아제약 에포론)를 투여해야 한다.

EPO는 단백질 성분이면서도 장기간 사용해도 면역반응을 일으키지 않는다. 다만 혈액량 증가로 인해 혈압이 상승할 수 있으므로 초기에 소량을 투여한 후 조금씩 사용량을 늘려나가야 한다. 정맥주사 또는 피하주사로 1주에 3회 투여한다. 주사 후 무감각하고 사지에 벌레 기어다니는 느낌이 들고 두통, 호흡곤란, 가슴통증, 관절통이 느껴진다면 주의를 기울여야 한다. 단 관절통은 진통제로 진정시킬 수 있다.

영양결핍증(비타민 무기질 보급제·자양강장제)

　한국은 1970년대 이전의 기근 시절을 지나 1990년대에 이르러서는 영양과잉시대를 맞고 있다. 과거에는 단백질, 지방질 섭취가 부족하고 상대적으로 탄수화물 섭취가 많아 키가 작고 위궤양 같은 소화기질환과 뇌출혈 등이 다발했던 반면 지금은 탄수화물, 지방질, 단백질의 과잉섭취로 인해 비만, 고지혈증, 심근경색, 뇌졸중, 당뇨병 같은 성인병 및 대사이상 질환이 급증하고 있다.

　국민영양조사에 따르면 1969년 한국인이 섭취한 영양소의 비율은 탄수화물 80.3%, 지방질 7.2%, 단백질 12.5%였지만 2001년에는 탄수화물이 65.6%대로 준 대신 지방질은 19.5%, 단백질은 14.9%로 각각 늘었다. 이와 함께 탄수화물, 지방질, 단백질 등 3대 영양소를 대사시키고 몸에 활력을 주는 비타민, 무기질, 섬유소, 식물고유영양소(phyto chemical 생약학적 식물 유효 성분) 등의 섭취는 줄어드는 추세다. 이 때문에 현재 한국인은 영양의 질이나 체력 면에서 오히려 이전 세대 사람보다 못하다는 얘기를 듣는다. 특히 교통수단의 발달과 실내생활의 증가로 운동을 안 하는 게 문제다.

주요 영양소의 1일 평균필요량과 상한섭취량

(40대 남녀 기준, 2005년 11월 한국영양학회)

영양소	평균필요량	상한섭취량	비고
에너지원 (탄수화물 지방질 단백질)	남 2400kcal, 여 1900kcal	없음	활동량이 많으면 다량 섭취해도 되지만 비만 성인병을 우려해야 함
비타민C	75mg (오렌지 0.7개)	2000mg (오렌지 22개)	과다섭취시 위장장애
비타민A	남 520㎍, 여 450㎍ (우유 1컵에 150㎍)	3000㎍ (우유 20잔)	과다섭취시 체내축적, 간비대, 월경중단, 탈모
칼슘	580mg (멸치 134g)	2500mg (멸치 565g)	과다섭취시 고칼슘혈증
철분	남8mg, 여11mg (굴 100g당 철분 8g)	45mg(굴 550g)	과다섭취시 철분축적
요오드	95㎍(미역 95mg)	3000㎍(미역 3g)	갑상선기능 저하·항진
아연	남 7.9mg, 여 6.8mg (굴100g당 아연17mg)	34mg(굴 200g)	결핍시 성기능부전, 면역 감퇴. 과잉시 구토, 피로
인	580mg	3500mg (우유 20잔)	결핍시 구루병. 과잉시 철·망간 흡수저해

　한국영양학회는 2005년 11월 '한국인영양섭취기준'(DRIs)을 발표했다. 여기에는 탄수화물 단백질, 지방질 등 3대 에너지원 영양소뿐만 아니라 비타민, 무기질 등 주요 영양소에 대한 섭취기준이 담겨 있다. 기존에 써왔던 영양권장량(하루에 섭취해야 하는 최소한의 권장량)은 1962년에 제정돼 2000년까지 7차 개정을 통해 수치를 바꿔왔으나 2005년에는 상한섭취량(하루에 이 양보다 더 먹으면 건강에 문제가 생길 수 있음)과 평균필요량(적정한 섭취량)을 기준으로 한 영양섭취기준이 새로 제정

됐다. 이는 과거 영양부족 시대에 하한선을 기준으로 영양섭취의 가이드라인을 제시한 것을 영양과잉시대를 맞아 상한선과 적정량을 기준으로 새롭게 변경한 것을 의미한다.

현대인들은 조금만 일해도 피로를 쉽게 느끼고 스트레스를 받는다. 이 때 찾는 게 영양제(비타민 및 무기질 보급제)나 자양강장변질제(피로회복용 드링크)다.

3대 영양소와 건강기능식품에 가까운 약 성분은 저자가 2001년 10월 출간한 '꼭꼭 씹어 먹는 영양이야기'에 나름대로 상세히 설명돼 있으므로 영양제와 자양강장변질제를 중심으로 영양부족 증상에 대한 치료법을 기술코자 한다.

비타민의 역할

비타민	역 할	과잉 또는 결핍시 문제점
비타민A	뼈와 치아의 성장, 시력의 발달과 유지, 건강한 피부 유지, 입 코 목 눈 폐 소화기 요로계의 감염 방어	과잉시 임산부가 기형아 출산, 간내 축적, 식욕감퇴, 월경중지, 탈모, 관절통, 발진, 피로, 두통, 구역감, 설사. 부족시 야맹증, 각막건조증, 건성피부
프로비타민A (카로틴)	비타민A와 유사, 항산화효과	과잉섭취해도 큰 문제 없음
비타민B1 (티아민)	탄수화물의 대사에 필수, 신경 근육 심장의 기능유지, 차멀미에 효과	결핍시 각기병, 피로, 집중력저하, 식욕감퇴. 체내 저장 안되므로 매일 보충
비타민 B2 (리보플라빈)	탄수화물 지방질 단백질 분해대사 관여, 건강한 피부 모발 시력 유지	결핍시 구강염, 설염, 안구충혈, 비듬, 백내장, 손발작열감, 생식기염증
비타민B3 (나이아신)	탄수화물 지방질 단백질 이용 에너지 생성, 피부 혈관 소화기 건강유지	결핍시 위궤양, 설사, 우울증, 노이로제, 펠라그라병(환상 발진 설사). 과잉복용시 혈관확장, 피부출혈, 간장애, 통풍
비타민B5 (판토텐산)	포도당 지방 이용 에너지 생산, 성호르몬 부실피질호르몬 신경호르몬 생성	결핍시 피로감, 다한증, 피부염, 저혈당증 십이지장궤양, 식욕부진, 변비

비타민	역할	과잉 또는 결핍시 문제점
비타민B6 (피리독신)	단백질 아미노산의 신진대사 촉진, 신경계와 부신 기능유지, 건강한 피부와 소화기능 유지, 적혈구 및 항체 생성, 노화방지 핵산 합성, 중추신경계와 관련 호르몬 정상 기능 유지	결핍시 피부 긁으면 자국 생김,근육 신경통, 신경장애, 경련, 빈혈, 감염방어력 약화, 지루성 피부염, 설염, 임신중독. 하루 400mg이상 복용시 보행장애나 손 또는 입의 마비감
비타민B7 (이노시톨)	혈중 콜레스테롤 저하, 지방간 개선, 탈모 습진 예방, 말초혈관 보호	결핍시 무모증, 탈모, 습진, 간 및 췌장에 지방 축적
비타민B8 (비타민H, 비오틴)	글리코겐 및 핵산합성, 지방산과 탄수화물 이용 에너지화, 근육통 완화	결핍증은 드묾. 결핍시 근력저하, 근육통, 식욕부진, 백발, 피부염, 피로
비타민B9 (비타민M, 엽산)	세포핵산 유전물질 합성, 세포의 증식 및 재생, 적혈구 생성, 건강피부	결핍시 악성빈혈, 식욕부진, 설염, 구내염, 장염, 설사
비타민B12 (시아노코발라민)	세포핵산 유전물질 합성, 신경 기능정상화, 적혈구 생성, 식욕 집중력 증진	결핍시 악성빈혈, 피로, 뇌장애, 신경장애
비타민C (아스코르빈산)	감기 간염 등 면역력증강, 항산화기능, 모세혈관강화, 교감신경계 활성화, 상처 화상 잇몸출혈 치료, 항암효과	결핍시 잇몸과 뼈가 약해지고 피가 나는 괴혈병, 면역력감퇴, 백내장. 과잉섭취시 위장장애, 구역감, 핵산손상
비타민D3 (콜레칼시페롤)	칼슘 흡수 촉진, 부신피질 호르몬과 함께 체내 칼슘과 인의 평형 조절, 뼈 치아 형성 촉진, 결막염 개선, 신장질환 예방	결핍시 구루병, 충치, 골다공증, 골조승증, 골연화증. 임산부, 폐경여성, 노인, 유소아에서 결핍되기 쉬움. ▶골다공증 참고
비타민E	항산화, 세포 노화지연, 혈전제거, 혈액점도저하, 항암, 피로개선, 과산화지질제거, 폐 및 혈관 보호, 근육강화	결핍시 생기 감소, 적혈구 감소, 성욕감퇴, 빈혈, 생식기능저하.
비타민F (필수지방산)	혈중 콜레스테롤 저하, 포화지방산 연소 촉진, 심장병과 비만 개선, 건강한 피부 모발 형성	콩기름 등 식물유에 풍부한 리놀레인산과 아라키돈산 등을 지칭. 결핍시 습진, 여드름

비타민	역할	과잉 또는 결핍시 문제점
비타민K	이상 출혈 예방, 월경시 대량 출혈 줄임, 혈액응고인자 생성. 계란 노른자 홍화유 생선간유에 풍부	결핍시 혈액응고에 지장. 소아만성장염, 설사, 대장염, 월경과다, 출혈성 빈혈 유발
비타민P (식물성플라보노이드)	모세혈관 강화, 고혈압에 의한 출혈 예방, 노폐물의 혈관밖 유출 및 부종 억제, 비타민C 산화방지 및 흡수촉진	오렌지, 귤, 포도, 살구, 검은딸기, 메밀 등에 풍부한 항산화물질인 헤스페리딘, 나린긴, 루틴, 퀘르세틴 등을 총칭. 결핍시 모세혈관 약화
비타민Q (코엔자임 Q10, CoQ 10)	항산화 기능을 하며 체내 에너지원인 ATP 생성, 항산화작용으로 피부 노화와 비만 저지, 원래 소간에 풍부한 지용성 비타민.최근 담배잎 추출물에서 양산.	체내 합성되지만 나이 들면 생성량이 감소하므로 음식 섭취로는 부족.보충 해주면 심장기능, 지구력 개선. 결핍시 심혈관질환 유발.
비타민U	양배추에 풍부. 점막재생 촉진.	결핍되면 위궤양 유발,상처 수복지연

비타민에 대한 환상을 깨라

　원론적으로 비타민은 식품을 통해 섭취하는 게 흡수율도 높고 과량 복용에 의한 부작용도 나타나지 않는다. 미국 국립보건원(NIH)의 비타민 섭취를 위한 권장사항은 하루 5차례 이상, 5가지 이상의 채소나 과일을 먹어야 한다는 것. 그러나 바쁘게 살고 육식을 선호하며 인스턴트식품이 식탁에서 차지하는 비중이 높은 현대인들은 차선책으로 비타민이 함유된 알약을 복용하고 있다.

　비타민의 효과와 기능은 과학적으로 어느 정도 입증돼 있다. 그럼에도 불구하고 비타민은 직접적인 질병 치료효과가 없기 때문에 약이라기보다는 식품에 가깝다. 미국 등 서구에서는 비타민이 건강기능식품으로 취급돼 약국은 물론 슈퍼마켓 등에서 판매된다. 비타민은 당뇨병, 고혈압, 암, 당뇨병, 심장병, 뇌졸중, 백내장, 노안, 골다공증, 대사장애질환 등 거의 모든 질환에 좋다고 알려져 있다. 그러나 예방에 기여하는 측면이 클 뿐 치료에 결정적인 역할을 하는 것은 아니다.

비타민에 대한 인식에는 거품과 환상이 많이 끼어 있으므로 정확히 알고 불필요하게 과잉 섭취할 필요는 없다는 점을 강조하고 싶다. 특히 영양제나 자양강장드링크를 너무 좋아하는 사람들은 상습 복용으로 인해 적정 섭취량을 오버할 수 있음을 명심하자. 예컨대 대한영양학회가 2005년 제정한 비타민C의 하루섭취상한선은 2000mg인데 한 병에 700mg이 함유된 드링크를 3병 이상 먹는다면 상한선을 넘기는 셈이 된다.

비타민 A, C, E 등 항산화비타민은 세포가 유해활성산소나 과산화지질 등에 의해 산화적으로 손상되는 것을 막아 노화를 지연하고 암 등 각종 질병을 예방하는 것으로 알려져 있다. 그러나 전문가들은 항산화비타민의 효과가 실험실적 연구나 제약회사의 지원을 받은 연구에서 수없이 주장되고 발표됐지만 실제 임상시험에서 입증된 것은 거의 없다고 해도 과언이 아니라고 지적한다.

비타민A는 과량 복용시 피로감, 두통, 설사, 식욕 부진이 나타난다. 임신부가 과잉 섭취하면 태아가 기형이 될 수 있다.

우선 비타민A의 원료물질(provitamin A)인 베타카로틴의 항암효과가 사실무근이라는 주장이 제기돼 있다. 있다. 암 연구 분야에서 세계 최고의 권위를 자랑하는 세계보건기구 산하 국제암연구소(IARC)가 1998년 베타카로틴의 항암효과를 입증하기 위해 이전에 실시된 23개 연구들을 종합 분석한 결과 상용 섭취량의 수십 배에 달하는 50mg의 고농축 베타카로틴을 복용해도 암 예방효과는 나타나지 않았다고 발표했다. 오히려 흡연 남성이 과량으로 복용할 경우 폐암이나 심혈관질환으로 인한 사망률이 20%까지 증가하는 역효과마저 나타났다. 골다공증도 유발될 수 있는 것으로 나타났다.

이 연구를 주도한 하리 바이니오 박사는 채소나 과일은 암 예방효과를 갖고 있음에도 불구하고 그 추출물인 베타카로틴은 암 예방효과가 없는 데 대해 "채소나 과일은 섬유소, 고유식물영양소 등 베타카로틴이 아닌 다른 성분이 암 예방효과를 지니고 있기 때문인 것으로 추정된다"고 설명했다.

비타민C는 다량 복용하면 노화지연, 암 예방 등의 효과가 있다고 주장되고 있지만 이는 실험실적 연구나 제조사들이 만든 임상시험데이터에서만 그렇지 객관적인 데이터는 없다는 게 반대하는 전문가들의 설명이다. 특히 하루에 70~95mg 이상 복용하면 모두 몸에 빠져나가므로 500~수천mg씩 복용하는 '메가비타민 요법'은 무의미하다는 것이다. 오히려 2000mg 이상 복용하면 신장결석, 구토, 설사, 복통, 통풍, 혈액순환장애 등의 부작용이 유발될 수 있다. 민감한 사람일수록 이런 부작용은 발생하기 쉬운데 개인차가 심해 어떤 사람은 하루 500mg만 복용해도 설사와 경련을 일으키는 반면 어떤 사람은 내성이 생겨 1000~3000mg을 복용해도 이상이 없다. 특히 비타민C는 이뇨제 및 녹내장치료제로 사용되는 아세타졸아미드(acetazolamide 한국와이어스 다이아막스정)와 함께 복용할 경우 신장결석이나 요로결석 등을 일으키기 쉽다.

일반적으로 비타민C는 수용성이므로 과량 복용해도 몸에 축적되지 않는다. 특히 식품으로 섭취하는 경우에는 독성을 일으키는 경우가 거의 없다. 그러나 알약으로 복용하는 경우에는 단일 화학성분이라 독성이 나타날 위험이 매우 높아진다. 또 고용량을 복용하다 중단하면 금단증상으로 괴혈병이 생길 수 있다.

심장병, 암, 백내장 등에는 세포가 받는 산화적 손상을 줄여주기 위해 비타민C가 적극 처방되고 있다. 그러나 기대와 다른 연구결과나 주장도

많다. 1998년 유력 과학잡지 '네이처'에 발표된 내용에 따르면 비타민C
가 항산화제로서 유해산소에 의한 DNA손상을 방어하지만 과량 투여되
면 오히려 산화촉진제로 돌변하여 DNA를 손상시킬 수 있는 것으로 나
타났다.

비타민이 암세포를 죽지 않게 해 오히려 해롭다는 연구결과도 나와
있다. 비타민이 암을 예방하는데 도움이 되지만 이미 암에 걸린 사람에
게는 해로울 수 있다는 것이다. 또 같은 암이라도 야채, 과일 등 고용량
의 비타민C를 함유한 음식은 식도암, 구강암의 발생 위험성은 줄여주지
만 위암, 직장암에서는 이런 예방효과를 나타내지 못한다는 연구결과도
있다.

한국영양학회는 2000년 7차 개정에서 비타민C 하루섭취권장량을 남
자성인 90mg, 여자성인 75mg으로 상향조정했다. 미국은 70mg이다.
또 일본은 1999년에 50mg에서 두 배인 100mg으로 하루섭취권장량을
높였다. 비타민의 필요량은 식생활습관과 생활환경이 열악할수록, 스트
레스와 운동량이 많을수록 증가한다. 따라서 권장량보다 약간 더 먹는
것은 무리가 없고 유익할 수도 있다.

1998년에 발표된 외국의 한 임상시험결과에 따르면 비타민C가 건강
증진의 효과를 나타내기 위해서는 채소, 과일 등 식품으로 하루 200mg
이상 섭취하는 게 가장 이상적인 것으로 결론지어졌다. 반면 정제로 섭
취할 때는 하루에 500mg을 초과해서는 안 될 것으로 지적됐다. 현재 국
내 시판되고 있는 비타민C 제품은 1000mg짜리까지 나와 있다. 이를 하
루에 한 알 이상 먹는다는 것은 돈 낭비일 뿐만 아니라 유해할 수 있다.

비타민E는 항산화 효과가 뛰어나고 심장병, 암, 치매를 예방하는 것
으로 알려져 있지만 역시 입증된 게 없다. 오히려 호흡기질환과 색소성
망막염을 유발 또는 악화시키는 것으로 연구돼 있다.

비타민E의 항산화 효과를 근본적으로 의심하는 견해도 있다. 2001년 4월 미국의학협회지에 발표된 논문에 따르면 토코페롤을 각각 200, 400, 800, 1200, 2000 IU(국제단위) 등 5개 그룹으로 나눠 용량을 다르게 해서 복용케 하고 8주 후에 과산화지질의 지표를 측정했다. 그 결과 비타민E의 혈중농도는 복용량의 증가에 따라 늘어났지만 과산화지질의 지표인 뇨중 4-hydroxynonenal과 2-isoprostanes 등의 농도는 별로 줄어들지 않았다. 결론적으로 비타민의 항산화 효과는 아직도 의학적으로 확고하게 검증되지 않는 측면이 많은 것이다. 비타민E는 다른 지용성 비타민에 비하면 독성이 적은 편이다. 하지만 체질에 따라서 또는 많이 먹을 경우 설사, 메스꺼움 등의 부작용이 나타난다.

비타민의 효과적 복용

비타민 등이 포함된 영양제를 복용하는 것만으로 노화 및 질병 예방에 노력한다고 자위하는 것은 거짓 안도감을 불어넣는 것에 지나지 않는다.

한국의 보통 사람이라면 사실상 비타민은 과잉되기도 결핍되기도 어렵다. 그러나 인스턴트식품을 즐기고, 식사를 자주 거르고, 과로와 스트레스가 많고, 신선한 야채나 과일의 섭취 기회가 적은 사람에게는 어느 정도 비타민이 필요한 게 현실이다. 생존의 문제가 아니라 건강의 질을 높이기 위해 도움이 될 것이라는 발상에서 그렇다. 더욱이 음주는 비타민B군과 글루타민·아르기닌·오르니틴 등 간 해독을 돕는 아미노산, 지방대사에 관여하는 콜린·레시틴·이노시톨 등을 고갈시킨다. 흡연은 특히 비타민C를 유실시킨다.

따라서 술고래와 끽연가들은 종합비타민의 섭취가 권장된다. 이들은 한두 가지 비타민이 아니라 전반적으로 비타민이 부족하기 십상이기 때문이다. 임산부, 성장기 어린이, 노인, 수험을 치르는 청소년, 폐경기 이후 여성 등도 비타민 및 무기질이 결핍될 수 있으므로 종합영양제가 권장된다.

우리가 매일 먹는 식품에는 충분한 비타민이 들어 있다는 게 상당수 의사들의 견해다. 가령 김치와 나물, 된장국을 자주 먹는다면 비타민B군과 C를 걱정하지 않아도 된다는 것이다. 또한 하루에 20분 이상 햇볕을 쬐고 있다면 비타민D도 충분하게 합성된다고 한다. 운동, 소식, 숙면, 금연, 절주 등 건강한 생활습관을 유지하면서 영양제도 같이 챙기는 게 순서일 것이다.

비타민은 크게 수용성과 지용성으로 나눈다. 지용성인 A, D, E, K, Q 등을 제외하면 나머지 B군과 C 등은 물에 쉽게 녹는 수용성이다. 수용성 비타민은 많이 먹어도 필요량 이상은 대부분 바로 배출되고 체내에 저장되지 않는다. 그래서 건강한 사람의 경우 수용성 비타민을 많이 복용해도 부작용은 별로 없는 편이다.

하지만 많이 먹었다고 해서 효과가 더 커지는 것 또한 아니다. 흡수율도 떨어진다. 예를 들어 비타민C 제제를 먹었을 때 처음에는 70~80%가 흡수되지만 그 이상 먹으면 흡수율은 50% 이하로 떨어진다.

B_1, B_2, B_6, B_{12}, B_9 등 비타민B군은 어느 하나만 모자라도 나머지까지 결핍되는 경향이 강하다. 따라서 곡물, 견과류, 우유, 간 등을 고루 섭취해야 한다. B_6는 수용성이지만 과량 복용시 신경염이 생겨 감각이 소실될 우려가 있다. 행동이 느려진다거나 운동감각이 둔해질 수 있는 것이다. 또 과량 복용 후 햇볕에 대한 과민반응, 구토, 졸음이 발생할 수 있다.

B_9(엽산)도 하루 15mg 이상을 복용하면 집중력 부족, 과잉행동, 과민성 흥분, 우울증, 혼돈, 판단력 장애 등 중추신경장애, 식욕부진, 구토, 부종, 체중감소 등을 불러올 수 있다.

B₂는 과량 복용시 구역, 식욕부진, 복부 팽만감 등의 증상이 나타날 수 있다.

지용성은 지나치게 많이 먹으면 오히려 부작용이 더 크다. 몸에서 쓰고 남은 양은 배출되지 않고 간과 지방조직에 저장된다.

비타민A를 장기간 섭취할 경우 피로감, 두통, 가려움, 피부건조증, 설사, 구역질, 식욕부진 등의 급·만성 부작용이 생긴다. 임산부가 하루 5000 IU(국제단위) 이상 과잉 섭취하면 태아가 선천성 기형이 될 수 있다. 몸 안에 축적되기 때문에 장기간에 걸쳐 많이 섭취하면 구토, 가려움, 건조하고 거친 피부 등 급성·만성 독성이 나타날 수 있으므로 주의해야 한다.

비타민D는 성인 하루 섭취권장량이 200~400 IU(200IU를 중량으로 환산하면 5㎍)인데 그 5배를 초과해 복용하면 혈중 칼슘농도가 지나치게 증가한다. 이에 따라 초기에는 피로, 권태, 두통, 오심, 구토, 설사가 일어나며 결국엔 감각마비와 혼수에 빠지게 된다. 비타민A와 마찬가지로 임산부가 과잉 복용하면 기형아 출산 위험이 있다. 성인의 하루추천섭취용량을 초과해 복용할 경우에는 혈액 중 칼슘의 농도가 높아지는 등 독성이 나타나며, 특히 어린이에게 심각할 수 있다.

비타민E도 성인 하루섭취권장량이 100 IU(100IU를 중량으로 환산하면 10mg)인데 1000 IU 이상 복용하면 속쓰림, 설사가 초래된다. 장기복용시에는 발진이나 근육쇠약, 피로, 두통 등이 발생할 수 있으며 생리가 빨라지거나 생리량이 점점 많아지며 출혈이 지속될 수 있다.

비타민K를 과잉 복용하게 되면 혈액의 용혈, 황달, 알레르기, 고혈압, 심장통증 등이 유발되거나 독성이 올라간다. 한편 심장병이나 뇌경색증으로 쓰이는 항응고제인 와파린(wafarin)을 비타민K와 함께 복용하면 와파린의 혈액응고억제 효과가 떨어진다. 와파린은 지혈(止血)작용을 하는 비타민K의 합성을 억제하는 약이기 때문이다.

언제 어떻게 먹을 것인가

비타민은 식사 직후에, 감기에 걸렸을 때, 운동 전에, 흡연 전후에, 병후 회복기에, 과로할 때 복용하면 좋다. 비타민을 아침에 일어나서 혹은 자기 전에 복용하는 사람이 많은데 잘못된 습관이다. 공복에 먹으면 속이 쓰리고 위장장애가 생길 수 있다. 비타민은 식후에 바로 복용해야 영양소들의 대사가 원활해져 효과를 높일 수 있다.

거의 모든 비타민은 녹차나 홍차와 함께 먹으면 효과를 떨어진다. 차 음료에 들어있는 탄닌(tannin) 성분이 비타민의 성분을 변화시키거나 흡착해서 비타민이 흡수되지 않게 방해하기 때문이다. 2종류 이상의 비타민 제품을 함께 먹는 것도 같은 성분의 비타민을 중복 복용, '비타민 과잉'으로 이어질 수 있기 때문에 좋지 않다. 가능하면 매일 같은 시간대에 비타민제를 먹는 것도 약효를 높일 수 있는 방법이다.

비타민C의 경우 근육이나 세포벽을 깨끗하게 유지해서 노폐물 배출을 촉진한다. 항산화 작용을 통해 근육사용으로 발생하는 유해활성산소를 막아주기 때문에 운동 및 육체노동 직전에 복용하면 좋다. 비타민C는 질병에 대한 저항력을 높여 감기 등에 감염되는 것을 막는데 좋다.

질병별로 맞춤 비타민이 있다

질환에 따라 적합한 비타민만 골라 먹는 게 바람직하다. 신부전 환자는 투석할 때 투석액을 통한 수용성 비타민의 손실이 크다. 이로 인해 식욕감퇴, 대사이상 등 비타민 부족에 의한 증상이 초래되기 쉽다. 따라서 비타민B_6와 엽산 등 비타민B군과 비타민C 등 수용성 비타민의 충분한 공급이 필요하다. 다만 비타민C는 권장량 이상 투여하면 수산증

(蓚酸症)이 생겨 수산칼슘(calcium oxalate)이 신장에 축적되고 신장을 손상시킨다. 수산증은 또 감염위험성을 증가시킬 뿐만 아니라 요로를 막아 통증을 유발시킨다. 따라서 신부전환자에게 비타민C는 60mg 정도로 제한해야 하며 신장환자에게 독성을 유발하는 비타민A도 삼가야 한다.

호모시스테인(homocysteine)혈증으로 심장관상동맥의 폐색(閉塞)이 우려될 때에는 엽산을 하루에 최소 $1000\mu g$(권장량은 $250\mu g$), 비타민 B6(권장량 1.4mg)과 B12(권장량은 없으나 대략 1mg)는 각각 권장량의 2~3배를 4~6주 지속적으로 복용해야 한다. 호모시스테인혈증은 메치오닌(methionine)이라는 아미노산이 대사되는 과정에서 보조효소인 이들 비타민이 결핍됨으로써 중간대사산물인 호모시스테인의 혈중 농도가 높아지고 이로 인해 심장혈관이 막히는 질환이다.

아울러 임산부는 엽산의 충분한 섭취로 기형아를 예방하고 비타민B6로 입덧 증상을 감소시킬 수 있다. 반면 비타민A와 D의 과량 섭취는 거꾸로 기형을 유발할 수 있다.

채식주의자는 비타민B12와 B2, 철분과 칼슘, 비타민A와 D 등 지용성 비타민, 라이신·트립토판·메치오닌 등 필수아미노산이 부족할 수 있다. 따라서 이를 보충하기 위해 비타민제를 복용하거나 적절한 육식을 병행하는 게 바람직하다.

경구피임약을 상습 복용하면 에스트로겐 성분에 의해 비타민B6가 고갈되면서 우울증에 빠질 수 있으므로 B6의 보충이 필요하다.

심장병, 뇌졸중, 당뇨병 등을 예방 및 개선하기 위해서는 어떤 종류의 비타민을 어떻게 배합해 먹어야 하는가. 항산화제 비타민은 A(베타카로틴), C, E 등 3가지가 주가 된다. 우선 항산화비타민은 한 가지만 섭취해도 된다는 주장과 여러 가지를 같이 섭취하면 시너지가 있다는 주장이 상반되는데 성인병 예방 측면이라면 여럿 중 하나만 충분히 섭취해도 효과가 있다는 게 다수의 견해다.

2000년 여름 미국 질병통제센터(CDC)의 마거리트 워트킨스 박사가 발표한 연구논문은 좀 색다르다. 항산화 비타민 중 한 가지만 먹은 사람, 종합비타민만 먹은 사람, 종합비타민과 함께 항산화 비타민 중 한 가지만 먹은 사람, 비타민을 전혀 먹지 않은 사람으로 나눠 성인병에 의한 사망률을 조사했다. 7년간 1백만 명을 대상으로 한 대규모 연구결과라 신빙성이 간다.

이에 따르면 종합비타민과 함께 여러 항산화 비타민 가운데 한 가지만 먹은 사람은 심장병과 뇌졸중으로 사망할 위험이 비타민을 복용하지 않은 사람에 비해 15% 낮은 것으로 나타났으며 복용기간이 길수록 사망률이 점점 더 낮아졌다. 종합비타민만 복용하는 사람은 비타민을 전혀 먹지 않는 사람에 비해 사망률에 별 차이가 없었다. 이는 한 가지 항산화 비타민이라도 일정량 이상 꾸준히 먹어야 성인병 예방효과가 기대할 수 있음을 의미하는 것으로 해석된다.

또 비타민을 먹거나 먹지 않거나 암 사망률에는 차이가 없었다. 특이하게 항산화제 비타민 가운데 하나만 집중적으로 먹은 사람이 오히려 종합비타민만 먹은 사람, 종합비타민과 함께 항산화 비타민 중 한 가지만 먹은 사람에 비해 암 사망률이 낮았다.

비타민 제품의 올바른 선택

비타민 제품을 구입할 때에 우선 고려하게 되는 게 어떤 성분이 함유된 것을 고를 것인가, 천연 성분과 합성된 것 중 어느 것을 택할 것인가 등이다.

성분은 우선 평소 결핍될 것으로 예상되는 것을 우선적으로 고른다.

가령 우유나 고기를 싫어한다면 칼슘과 철분 중심의 영양제를 선택하면 된다. 전문가들은 평소 야채와 견과류를 많이 먹고 있다면 굳이 비타민제를 따로 복용할 필요까지는 없다고 말한다.

비타민제를 고를 때는 우선 비타민의 함량이 하루섭취권장량을 충족하는지 살펴보고 다양한 성분이 얼마나 균형있고 효과적으로 배합돼 있는지 따져봐야 한다. 범용 비타민, 칼슘, 철분 등 기본 성분 외에 인체에 필요한 아연·셀레늄·구리 등 미량원소, 엽산, 비오틴, 레시틴 등이 적절히 함유돼 있는지 검토해봐야 한다. 그러나 다양하고 많은 양의 영양소가 모두에게 필요한 것은 아니므로 시력보호, 두뇌활성, 피로회복, 노화방지, 근골격계통증완화, 성장촉진 등 특정 기능을 강화한 제품을 고르는 것도 좋은 방법이다. 특정 성분이 집중돼 있는 것을 원한다면 약사나 의사와 상의하는 게 좋다.

가격에 비례해 성분의 양과 품질이 부합되는 것은 아니므로 유의하고, 반대로 싼 것은 함량이 너무 적거나 불필요한 성분이 많으므로 이 또한 피해야 한다. 영양제의 효과를 쉽게 확인할 수 있는 방법 중 하나가 소변색이다. 비타민B군(특히 B_2)은 밝은 노란색의 소변을 띠므로 흡수가 잘 됐다고 짐작할 수 있다.

시중에 나와 있는 유명 종합비타민제는 대부분 수용성 비타민 위주이며 지용성 비타민을 약간 보완한 제품들도 눈에 띈다. 따라서 임신이나 특수질환으로 인해 지용성 비타민 과잉증을 우려하지 않아도 되는 일반인들이 건강증진 차원에서 비타민을 선택할 때에는 지용성 비타민이 추가된 제품을 고르는 게 좋다.

천연성분이냐 합성이냐 문제는 효과면에서 의학적으로 큰 차이는 없다는 게 정설이다. 천연 성분은 식물이나 동물에서 추출하기 때문에 원료 가격이 훨씬 비싸며 효과가 좋다고 알려져 있다. 그러나 상당수 전문가들은 천연비타민이라고 해서 몸 안에서 활성화가 더 잘 되지는 않는다고 믿고 있다.

　미국 식품관계 당국은 식품에 들어있는 천연비타민이 합성된 비타민보다 더 월등한 것은 아니라고 발표했다. 이는 합성비타민C나 레몬에서 뽑아낸 비타민C나 똑같이 건강에 좋다는 것을 의미한다. 다만 음식이나 천연성분으로 특정 비타민을 섭취할 경우 같이 섭취하는 다른 영양소의 비율이나 종류에 따라 해당 비타민의 흡수율이 달라질 수 있는 요인이 많음을 명심해야 한다. 한편 제약사들이 합성 성분을 넣고도 마케팅을 할 때에는 천연인 양 호도하는 것은 비일비재하고, 천연비타민 제조사들은 자체적인 임상효과 데이터 없이 합성제품의 데이터를 원용하는 점도 왠지 석연치 않은 일이다.

　그럼에도 저자는 당연스럽게도 천연이 비싼 값어치를 한다고 믿는 편이다. 베타카로틴을 예로 들면 인공 합성한 것은 탄소-탄소간 결합이 모두 트랜스형(trans form)으로 결합돼 있는 반면 과일과 야채에 존재하는 베타카로틴은 9번 탄소가 시스형(cis form)으로 이뤄져 있어 다르다고 한다. 트랜스형이란 탄소간 이중결합에서 이중결합을 중심으로 탄소에 매달린 수소가 대각선 방향으로 엇갈려 위치한 상태를 말한다. 반면 시스형은 이중결합을 중심으로 서로 같은 방향에 놓인 것을 말한다. 이 미세한 차이가 베타카로틴의 약효를 좌우해 인공합성제품의 흡수율이 낮다는 것이다. 그러나 임상적인 실험결과로 입증된 것은 아니다.

　토코페롤은 α, β, γ 등 3개의 다른 분자식이 존재하며 이중 'α-tocopherol'이 가장 약효가 우수하며 중요하다. 천연제품은 d-α-tocopherol 단일성분으로 이뤄진데 반해 합성제품은 d-α-tocopherol과 이것의 광학적 이성질체인 l-α-tocopherol 이 일정한 비율로 혼합된 dl-α-tocopherol이다. 광학적 이성체(光學的 異性體)란

물질을 투과하는 빛의 선광성(旋光性)에 따라 d체와 l체로 나눈 것이다. 인공합성품에는 이밖에 α, β, γ 토코페롤의 d체와 l체 등 총 7가지 이성체가 불순물처럼 뒤섞여 있다.

천연제품을 만드는 회사의 주장에 따르면 같은 용량을 복용했을 때 천연제품의 혈중 농도는 합성제품에 2배에 달하고 비타민E의 효능도 36~200% 가량 더 큰 것으로 나타난다는 것이다. 이는 천연제품이 흡수가 잘 되고 체내 잔존시간이 더 길며 항산화 효과도 더 강력한 것을 의미한다. 그러나 보다 많은 연구와 검증이 필요하다. 어쨌든 제품을 구입할 때 d-tocopherol인지 dl-tocopherol인지를 살펴서 합성품을 비싼 값을 치르고 사는 우를 범하지 않는 게 좋을 것이다. 통상적으로 천연품은 합성품에 비해 두세 배 가격이 비싸다.

아이에게 성인용 비타민제를 아이들에게 먹이는 것은 바람직하지 않다. 성인용은 대개 피로회복, 노화방지 등에 초점을 맞춘 반면 어린이용은 성장촉진, 식욕증진을 주목적으로 하고 있기 때문이다. 아이가 성인용 비타민을 먹는 게 해로울 것도 없지만 원하는 목적을 얻기에는 모자라다. 어떤 부모는 비타민제를 2등분 또는 4등분해서 아이에게 먹이는데 역시 바람직하지 않다.

임산부는 태아의 뇌신경과 척추신경 형성에 중요한 역할을 하는 엽산의 섭취가 권장되는 반면 태아기형을 유발할 수 있는 비타민A의 인위적 섭취는 금해야 한다.

형형색색의 과일과 야채는 각종 비타민과 섬유소를 풍부하게 함유하고 있으므로 영양제를 먹기 전에 신선한 식품으로 섭취할 수 있는 방안을 강구해봐야 한다.

주요제품 소개

시중에 나와 있는 종합비타민제는 대략 200여 종류다. 수 년전부터 유해활성산소로부터 세포를 보호하는 항산화기능을 강화한 제품이 시장을 주도하고 있다. 항산화성분이 보강됨으로써 기존 범용 영양제와 비교할 때 함량, 성분 배합, 기능성 등에서 차별화를 이룬 제품들이다. 성인병과 암 등으로 투병하거나 노화방지에 주력하려면 항산화비타민이 권장된다. 그러나 비교적 젊고 에너지 소모가 많으며 음주 및 흡연이 심한 사람이라면 수용성과 지용성이 약간씩 두루 들어있는 범용 비타민이 나을 수 있다.

국내 시판되는 항산화비타민제 가운데에서는 한국와이어스 '센트룸정'이 가장 많이 팔리고 있다. 센트룸은 14가지 비타민과 13가지 무기질 등을 함유, 가장 과학적으로 성분이 조성됐다는 평가를 받고 있는 세계적 제품이다.

한국베링거인겔하임 '파마톤연질캅셀'은 20여 가지의 비타민 무기질과 함께 인삼의 유효물질을 규격화해 추출한 'G115'를 함유하고 있다. 기존 종합비타민제는 여러 가지 성분을 포함시킬수록 흡수율이 떨어지게 마련인데 이들 두 제품은 이런 단점을 보완했다는 설명이다.

유한양행 '벡스연질캅셀'은 21가지의 비타민, 무기질 외에 은행잎 및 인삼 추출물을 첨가해 혈액순환개선을 강조한 제품이다. 이 회사 삐콤씨-에이스는 비타민B군과 C외에 항산화 효과가 있는 비타민E, 셀레늄, 아연 등과 담즙분비 및 소화촉진 작용이 있는 우르소데옥시콜린산(ursodeoxycholic acid:UDCA)를 함유한 제품이다. 파마톤 및 벡스와 유사한 제품으로는 한미약품 '로가톤골드연질캅셀', 경남제약 '엑스비타' 등이 있다.

일동제약은 피로회복과 빈혈예방에 초점을 맞춘 '아로나민 씨플러스정'와 신경과 근육회복 효과를 강조한 '아로나민 이에프정', 시력감퇴를 예방하는 '아로나민 아이즈정' 등 시리즈 제품을 내놓고 있다. 아로나민 제품에 함유된 푸르설티아민(활성형 비타민B_1의 일종)과 낙산리보플라빈(활성형 비타민B_2) 성분은 기존 동종 비타민B 성분보다 흡수율(보조효소로의 전환율)이 3배 높을 뿐만 아니라 납, 수은 등 중금속 배출효과가 뛰어난 것으로 입증돼 있다.

이밖에 어린이용 영양제는 삼아약품 '노마에프츄정'와 한미약품 '미니텐텐츄정', 시력증진제품은 안국약품 '토비콤에스연질캅셀'가 널리 알려져 있는 제품들이다.

천연제품으로는 한국암웨이 '더블엑스정'가 손꼽힌다. 인증된 유기농장에서 재배한 천연원료로 만든 제품으로 매년 600억 원이 넘는 매출을 올리고 있다. 이 황산화 제품은 알팔파, 물냉이, 파슬리, 아세로라, 브로콜리, 고추냉이, 시트러스, 마리골드, 토마토, 로즈마리 등을 유기농법으로 재배하여 이를 영양소 손실을 최소화하는 방법으로 농축했다. 13가지 비타민, 7가지 무기질, 17가지의 다양하고 풍부한 식물고유영양소를 포함하고 있다.

파마넥스 '라이프팩캅셀'도 이와 대등한 제품으로 기초적인 항산화 비타민, 희소 필수무기질 외에 녹차추출물, 마리골드분말, 포도씨추출물, 대두추출물, 토마토분말, 시트러스분말 등 천연추출물과 굴 껍데기분말, 젖산철, 아스코르빈산칼슘 등 근골격계 강화기능을 가진 영양소를 보강한 게 차별화된다.

무기질의 역할과 섭취시 고려할 점

인체는 4%의 무기질(미네랄 또는 광물질과 같은 말)과 96%의 유기질로 이뤄져 있다. 무기질은 뼈, 치아, 혈액의 구성성분이자 비타민과 함께 인체 신진대사를 촉진 또는 억제하는 필수적인 물질이다.

무기질은 천연식품인 채소류, 곡식류, 과일류, 해조류, 생선류 등을 골고루 섭취하면 결코 모자라지 않는다. 하지만 현대인들은 가공, 정제, 도정한 식품을 많이 먹으므로 자칫 결핍되기 쉽다. 과음과 편식도 무기질 결핍을 초래한다.

이런 까닭에 각종 미네랄이 충분히 함유된 음료수 또는 식품을 섭취하면 건강에 좋을 것이라는 기대감을 가질 수 있다. 또 이런 기대심리를 노려 일부 판매업자들은 무기질 관련 제품이 성인병을 예방하고 질병에 특효라는 광고를 내보내고 있다. 천연식품으로 영양소가 균형 잡힌 식사를 하는 사람에서 미네랄 결핍이 일어나는 경우는 거의 없다. 따라서 정상적인 식사를 한다면 특별히 미네랄 음료나 비싼 미네랄 첨가식품을 섭취할 필요는 없고 오히려 과잉섭취하면 이득보다 손해가 더 클 수 있다는 지적이다.

예컨대 아연, 구리, 망간 등을 포함한 미량원소들이 함유된 영양제들을 시중에서 흔히 볼 수 있지만 이런 미량원소들의 추가적인 투여가 꼭 필요한 경우는 극히 드물다. 병원의 중환자실에 장기간 입원하고 있는 환자들에서나 가끔 볼 수 있을 뿐이다. 특정 미네랄을 과잉 투여하면 간혹 중독증을 유발할 수도 있기 때문에 조심해야 한다.

요오드의 경우 한국에서는 미역, 다시마 등 해조류를 많이 먹기 때문에 결핍되기는 극히 어렵고 오히려 과잉 섭취가 우려된다. 단 미국 내륙 등 일부 특수지역에서는 토양에 요오드가 결핍된 경우가 있기 때문에 요오드를 식품에 첨가해주기도 한다.

인은 청량음료, 탄산음료, 인스턴트식품 등에 많이 첨가돼 과잉되기 쉽다. 이럴 경우 뼈에서 칼슘이 빠져나올 수 있으므로 어린이들이 이런 식품을 많이 먹지 않도록 가르쳐야 한다.

철분은 임신, 출혈 등으로 철분이 결핍될 경우 필요량보다 증량할 필요가 있으나 너무 의식하고 철분을 일부러 많이 복용하다보면 과잉되기 쉽다. 노년층에 좋다고 알려진 철분제의 경우 미국 하버드대 보건대학원은 60세 이상 노인이 철분을 지나치게 많이 섭취할 땐 심장병을 일으킬 확률이 증가한다고 경고했다. 철분이 혈액을 걸쭉하게 만들어 혈관이 약한 노인들에게 협심증과 심근경색증 등의 발생 가능성을 높인다는 것이다.

골다공증에 필수적인 칼슘제도 최근의 연구결과에 따르면 골다공증을 개선하는 실제적인 효과가 거의 없고 오히려 신장결석을 초래할 수 있는 것으로 나타났다. 칼슘을 과용하면 이밖에도 변비, 구토, 위장장애, 고혈압 등이 유발될 수 있으므로 주의해야 한다.

이처럼 각종 영양제와 건강기능식품에 첨가되는 비타민과 무기질은 결핍되기 쉬운 영양소를 보충해주는 순기능도 있으나 바른 인식 없이 남용되면 재앙이 되어 돌아올 수 있다.

주요 무기질의 기능과 하루 필요량

(한국영양학회 2000년 7차 개정. 40대 남녀 기준)

무기질	역할	하루 섭취필요량
나트륨	칼륨과 함께 체액의 양과 삼투압을 일정하게 유지. 혹서조건에서 육체노동을 하는 사람을 제외하고 결핍되는 일은 거의 없음.	적게 섭취할수록 좋고 하루 2g 이하가 이상적
칼륨	나트륨과 함께 체액과 삼투압 정상 유지. 산-알칼리 균형을 잡는데 중요한 역할. 혈압강하, 노폐물 배설 촉진, 알레르기 완화, 머리 맑게 함. 결핍시 부종, 저혈당증 유발. 이뇨제 장기복용과 잦은 설사로 결핍될 수 있음.	하루 2000~4000mg이 소요되며 하루 섭취 필요량은 900mg

무기질	역 할	하루 섭취필요량
칼슘	뼈 치아 보강. 혈액응고, 운동근육·심장근육 등 근육의 수축과 이완, 신경의 흥분과 자극 전달, 위장관 및 혈관의 활동 등을 도움. 불면 완화, 신경전달기능 촉진 ▶▶ 골다공증 참고	하루 섭취필요량 700mg 하루 상한선은 2500mg
철분	적혈구 필수 구성성분. 산소운반 근육에너지 생성에 중요. 해독작용, 성장촉진, 지능발달, 정서안정, 감염, 저항력 증강, 피로회복, 노화지연. 결핍시 빈혈 당뇨병, 설사 ▶▶ 빈혈 참고	하루 필요량 남 12mg, 여 16mg. 하루 상한선은 45mg
마그네슘	뼈와 치아의 강직도 높임. 신경전달기능 및 우울증 완화, 근육긴장 완화, 칼슘의 혈관 조직 침착 예방, 신결석 담석 예방	하루 필요량 남 350mg, 여 280mg
아연	정자생산 증가, 감기예방, 당뇨 치료, 상처 치유촉진, 전립선 질환 예방, 성장촉진, 콜레스테롤 저하, 염증억제, 피부개선	하루 필요량 남 12mg, 여 10mg. 하루 상한선은 34mg
셀레늄	세포노화 억제 및 과산화지질 제거 등 항산화 작용 우수. 항암효과, 조직탄력성 유지, 질병저항력 증대, 갱년기증후군 개선, 비듬 예방, 중금속 무독화시켜 배설 촉진	하루 필요량 50~70μg. 임산부는 대략 2배 필요
크로뮴	포도당의 효율적 이용 도모, 당뇨 개선. 셀레늄과 마찬가지로 적정량 섭취해야 하며 초과하면 몸에 축적될 우려	하루 50~200μg가 적당하고 안전
구리	철분대사에 보조효소로 관여해 흡수촉진. 에너지 생성 촉진	하루 2mg
망간	항산화효소 도움. 행복감을 주는 도파민 생산에 기여. 유즙 분비 정상화, 뼈 발육 촉진. 부족하면 골격형성, 성장지연, 소화기장애, 불임, 천식, 근무력증, 발기부전 초래 우려	결핍되기 어려우나 하루 2~5mg 필요
요오드	갑상선호르몬 구성성분. 과잉지방 연소촉진, 활력증진, 머리 맑게 함, 건강한 피부 치아 손톱 유지. ▶▶ 갑상선질환 참고	하루 적정량 95μg, 상한선 3000μg

무기질	역할	하루 섭취필요량
인	치아 골격 형성, 산염기 평형유지, 성장촉진, 관절통 완화, 지방·탄수화물대사 촉진해 에너지 생산	하루 적정량 700mg, 상한선 3500mg
코발트	조혈작용하는 비타민B12의 보조효소로 역할	정해진 게 없음
황	체질개선제로 면역력증강 등의 효과 있음	정해진 게 없음
불소	건강한 뼈와 치아 유지.결핍시 골다공증. 과잉시 뼈에 침착	하루 1.5~4mg

주요 자양강장변질제의 역할과 섭취시 고려할 점

자양강장변질제는 이름 그대로 영양분을 공급하고 몸을 강건하게 하며 체질을 바람직한 방향으로 개선하는 것을 말한다. 대체적으로 안전하다고 알려져 있으나 중추신경계를 자극하는 카페인이나 위장장애, 설사를 일으키는 타우린 등이 단골로 함유돼 있으므로 하루 두 병 이상 복용은 삼가는 게 좋다. 또 자신의 몸 상태도 모르고 드링크의 형태로 특정 비타민이나 무기질을 계속 섭취하면 각종 과잉증이 나타날 수 있으므로 주의해야 한다. 의약품 또는 식품 형태로 팔리는 시중의 드링크 제품이나 건강기능식품 가운데 자주 활용되는 성분의 기능과 주의사항에 대해 알아본다.

자양강장변질제	기능과 주의사항
구연산	피로회복, 에너지대사촉진, 식욕증진, 청량감, 장내 세균 억제
수산화구연산(HCA)	비만해소. 잉여 탄수화물의 지방저장 억제
글루코사민·콘드로이틴·콜라겐연골	구성하는 단백다당질류. 연골 및 피부탄력 개선
녹용	보혈, 성장촉진, 자양강장. 열이 많거나 뚱뚱하거나 얼굴이 붉은 사람 부적합
녹차추출물	비만해소, 콜레스테롤저하, 집중력 고양, 항산화. 몸이 차갑고 불면에 부적합

자양강장변질제	기능과 주의사항
누에가루 · 뽕잎	혈당 및 콜레스테롤 강하. 당뇨병 동맥경화 등 성인병 개선
알부민	수술 및 장기투병으로 단백질 손실시 필요.
당귀추출물	혈액순환촉진, 진통, 진경, 변비개선, 어혈제거, 혈압강하, 생리불순완화
대두추출물	콜레스테롤저하, 여성갱년기증후군 완화, 항산화
동충하초	피로회복, 체력증강, 지구력강화, 자양강장, 항암
두 충	혈압과 콜레스테롤 저하
DHA	뇌세포 구성물질로 두뇌발달 도움
EPA	항염증효과, 류머티스관절염 동맥경화 아토피성피부염 알레르기체질 등 개선
레시틴	세포막에서 대사물질이동 촉진. 뇌심혈관계질환 고혈압 지방간 고지혈증 개선
로얄젤리	스태미너증강, 피로회복, 스트레스 해소, 산후보양, 성장촉진, 소화력증진
벌꿀	피로회복, 숙취제거, 장운동촉진, 소화개선, 감염 저항력 증진
마늘추출물	혈액순환개선, 동맥경화예방, 항암, 정력증진, 피로회복, 정장
매실	피로회복, 에너지대사촉진, 청량감, 갈증해소, 장내 세균 억제, 염증 완화
버섯추출물	고지혈증개선, 소화촉진, 항암효과, 혈당 · 혈압 · 콜레스테롤 강하
복분자 추출물	정력증강, 조루 · 발기부전 · 유정(遺精) 개선, 혈액순환, 시력개선, 피부미용
산사자 추출물	혈액순환개선, 말초혈관저항 감소, 고혈압 협심증 등 순환기질환 개선
생강 추출물	소염진통 효과, 감기예방, 식욕증진, 혈액순환, 위산분비 촉진, 정균
석류 추출물	여성 폐경기증후군 완화, 혈관확장으로 혈압강하, 콜레스테롤 저하, 모발영양
솔잎 추출물	항균, 기관지보호, 머리를 맑게 함, 정혈, 콜레스테롤 억제
스쿠알렌	스태미너 증강, 공해물질 해독, 만성피로 개선, 알레르기체질 개선
스피루리나	단백질 보급식품, 숙취해소, 당뇨병개선, 빈혈개선, 변비예방
클로렐라	스피루리나와 비슷, 중금속 해독 효과, 변비 · 위궤양 · 췌장염 골다공증에 효과
알로에	비만 · 변비개선, 항균작용, 피부미백효과, 외상치유. 손발과 속이 차고 설사하는 사람, 생리중 기운저하된 여성, 임산수유부, 노약자 혈우병 뇌출혈 환자에 금기

자양강장변질제	기능과 주의사항
오가피	근골격계강화, 관절신경통완화, 혈액순환촉진, 지방간개선, 혈당강하, 정서안정
올리고당	장내 유산균 발육촉진, 변비개선, 정장
유산균	지사정장, 항암 항산화효과, 변비개선, 소화촉진
율무	이뇨, 피로회복, 부종 고혈압 당뇨병 동맥경화 개선, 진통, 진경, 요로결석·신경통개선, 몸에 열이 많고 소변량이 적은 사람에게 불리
은행잎 추출물	혈액순환개선, 뇌졸중 동맥경화 당뇨합병증 고지혈증 등 개선
인삼	자양강장, 소화촉진, 두통 피로 현기증 멀미 천식 발기부전 개선. 피를 끈끈하게 할 수 있으므로 열이 많고 혈액순환 저하된 사람에게는 금물
인진쑥	지방간 만성간염 위장병 변비 신경통 개선, 숙취해소, 이담, 콜레스테롤 저하
자라 추출물	단백질 및 필수 아미노산 무기질 보급. 간기능개선, 혈액순환 개선, 정력증강
초유	면역력 증강으로 감염질환 예방, 당뇨병 개선, 종양 수술 방사선 피해 완화
카르니틴	체내 지질대사 및 혈액순환 촉진, 지방간 심장질환 당뇨병 개선
카제인포스펩타이드(CPP)	소화되기 쉽게 만든 우유 단백질. 갱년기 여성 골다공증 개선. 어린이 성장발육.
키토산	콜레스테롤 및 지방분해 촉진, 정장, 변비개선, 혈당 콜레스테롤 저하
타우린	강심 항산화 피로회복 시신경보호 신경세포발달. 간기능 및 당뇨병 개선
포도씨 추출물	항산화효과, 모세혈관이완, 시력개선, 동맥경화 심혈관질환 예방
프로폴리스	항균작용, 진통, 소염, 혈중 지질 및 혈압 강하, 궤양 염증 천식 관절염 완화
해구유	강정약, 신경쇠약 발기부전 여성냉대하 등에 효과, 열성 체질에 부적합
홍곡	콜레스테롤 저하, 소화촉진
홍화씨	골다공증 개선. 홍화는 어혈 제거해 생리불순 동맥경화 중풍전조증에 유효
화분	단백질 및 효소 보급원. 변비 설사 빈혈 우울증 스트레스 개선, 혈관 강화

자양강장변질제	기능과 주의사항
황기 추출물	식은 땀 멎게 함, 기를 보함, 열의 승강 다스림, 청력저하 요통 식욕부진 개선
효모	비타민 무기질 단백질 보급원, 소화촉진, 당뇨병 개선, 공복에 먹으면 위산과다
효소	산성체질 알칼리화, 소화촉진, 단백질 보급
히비스커스	비만 변비 해소, 월경불순 완화, 외상 염증 치유 촉진

기력 없을 때 링거액 맞으면 도움되나

몸이 쉬 피로해지고 기력이 떨어지면 병원에서 링거액(Ringer's solution:생리식염수에 칼륨·칼슘 전해질을 넣은 것으로 포도당을 첨가하기도 함) 한 병 맞았으면 하는 마음이 생긴다. 아예 약국에서 각종 수액 영양제를 사다 정기적으로 집에서 맞는 사람도 있다.

링거액과 포도당액은 심한 구토나 설사로 몸에서 수분이 빠져 나간 수분과 전해질을 보충하기 위해, 아미노산·알부민·비타민 수액제는 각종 소모성질환이나 암으로 현저한 영양결핍이 있을 때 혹은 수술 후 부족해진 영양보충을 위해 의사의 판단 아래 필요한 양만큼 맞게 된다.

이런 수액제는 하루에 필요한 최소한의 영양소를 충족할 수 있는 것으로 정상식사가 가능한 사람에게는 별 도움이 되지 않는다. 오히려 심장이나 콩팥에 무리를 가해 여기에 질환이 있는 사람은 물론 멀쩡한 사람에게도 해를 끼친다.

우물에 변소물이 흘러드는 등 위생상태가 엉망이던 1960년대 이전에는 설사병이 심했다.

이때 링거액은 놀라운 효과를 발휘해 막 죽어가던 사람을 살려내는 명약으로 통했다. 이런 영향으로 각종 수액제의 위력을 굳게 믿는 사람이 많다. 특히 수액제를 맞으면 피로가 풀릴 것이라고 강한 자기암시를 가지면 플라시보(placebo 偽藥)효과로 실제 효과가 있고 이런 사람들에게는 비싼 수액제를 맞을수록 치료효과가 커진다고 한다. 기력이 없다고 링거액을 찾기보다는 규칙적인 운동과 고른 영양섭취를 통해 만성피로와 무기력증에서 벗어나려는 적극적인 태도가 필요하다.

저신장증(왜소증)

저신장증은 성별과 연령에 따른 키를 기준으로 서열을 매겼을 때 하위 3% 미만에 들 경우를 말한다. 대한소아과학회에서 발표하는 '한국소아발육표준치'를 참고하면 대략 아동의 키 성장속도가 느린지 빠른지 여부를 가늠할 수 있다.

일반적으로 만 3세가 넘어서는 매년 4cm씩 자라는 게 보통인데 이때 6개월에 2cm, 1년에 4cm 이하로 자라면 성장호르몬결핍증(growth hormone deficiency)을 의심할 수 있다. X선 촬영으로 감별한 뼈 나이가 또래에 비해 하위 3%에 해당하면 확진이 가능하다. 이밖에 아래턱이 작을 경우, 키가 작으면서 뚱뚱한 경우이거나 뇌내 출혈, 뇌 손상, 저산소증, 뇌종양, 뇌하수체 기능저하증을 앓았거나 의심될 때 성장호르몬 결핍일 가능성이 높다.

한국소아발육표준치(2002년 대한소아과학회 발표)

남 아				나 이	여 아			
체중(kg)	신장(ccm)	두위(ccm)	흉위(ccm)		체중(kg)	신장(cm)	두위(cm)	흉위(cm)
3.40	50.8	34.6	33.4	출생시	3.30	50.1	34.1	33.1
4.56	55.2	37.3	36.7	1(1-2)개월	4.36	54.2	36.6	36.1
5.82	59.0	39.2	39.7	2(2-3)개월	5.49	58.0	38.5	38.9
6.81	62.5	40.7	41.7	3(3-4)개월	6.32	61.1	39.9	40.6
7.56	65.2	41.9	42.7	4(4-5)개월	7.09	63.8	41.0	41.7
7.93	66.8	42.8	43.4	5(5-6)개월	7.51	65.7	41.9	42.5
8.52	69.0	43.7	44.1	6(6-7)개월	7.95	67.5	42.6	43.1
8.74	70.4	44.1	44.7	7(7-8)개월	8.25	69.1	43.2	43.7
9.03	71.9	44.7	45.3	8(8-9)개월	8.48	70.5	43.8	44.3
9.42	73.5	45.2	45.9	9(9-10)개월	8.85	72.2	44.4	44.8
9.68	74.6	45.7	46.4	10(10-11)개월	9.24	73.5	44.7	45.4
9.77	76.5	46.1	47.0	11(11-12)개월	9.28	75.6	45.4	45.9
10.42	77.8	46.4	47.4	12(12-15)개월	10.01	76.9	45.6	46.6
11.00	80.1	47.1	48.0	15(15-18)개월	10.52	79.2	46.2	47.2
11.72	82.6	47.7	48.7	18(18-21)개월	11.23	81.8	46.8	47.9
12.30	85.1	47.9	49.4	21(21-24)개월	12.03	84.4	47.2	48.6
12.94	87.7	48.4	50.0	2(2-2.5)년	12.51	87.0	47.7	49.1
14.08	92.2	49.4	51.2	2.5(2.5-3)년	13.35	90.9	48.4	49.9
15.08	95.7	49.6	51.9	3(3-3.5)년	14.16	94.2	48.7	50.5
15.94	99.8	50.0	52.3	3.5(3.5-4)년	15.37	98.7	49.1	51.4
16.99	103.5	50.4	53.3	4(4-4.5)년	16.43	102.1	49.6	52.3
17.98	106.6	50.8	54.2	4.5(4.5-5)년	17.31	105.4	49.9	52.8
18.98	109.6	50.8	55.0	5(5-5.5)년	18.43	108.6	50.0	53.7
20.15	112.9	51.0	55.9	5.5(5.5-6)년	19.74	112.1	50.3	54.8
21.41	115.8	51.3	57.0	6(6-6.5)년	20.68	114.7	50.5	55.5
22.57	118.5	51.4	57.7	6.5(6.5-7)년	21.96	117.5	50.8	56.1
24.72	122.4	51.7	59.2	7(7-8)년	23.55	121.1	51.1	57.6
27.63	127.5	52.1	61.3	8(8-9)년	26.16	126.0	51.5	59.6
30.98	132.9	52.5	64.2	9(9-10)년	29.97	132.2	51.8	62.4
34.47	137.8	52.9	66.7	10(10-11)년	33.59	137.7	52.3	65.2
38.62	143.5	53.3	69.7	11(11-12)년	37.79	144.2	53.0	68.2

◎ 저신장증의 원인

가족성 저신장

우리나라에서 가장 흔하다. 대략 인구의 70~80%가 여기에 해당한다. 부모, 조부모, 가까운 친척 중에 키가 작은 사람이 있고 매년 키가 4cm 정도 자라지만 계속 작게 자라 성인이 됐을 때보다 국내 평균키보다 작은 경우에 해당한다. 대략 남자는 165cm, 여자는 150cm 이하로 키가 작다.

체질적 성장지연

체질적으로 성장이 늦게 나타나는 것으로 뼈 나이는 자기 나이에 비해 2~3년 정도 어리며 사춘기 발달이 다른 아이보다 2~3년 정도 늦게 시작된다. 아버지나 어머니도 늦게 자란 과거력이 있는 경우가 많으며 현재 키는 작지만 성인이 되면 정상키에 도달할 수 있다.

병적인 저신장

선천성 심장병, 만성 폐질환, 만성 신부전 등과 간, 위장 등에 만성적인 소모성 전신질환질병이 있으면 키가 크기 어렵다.

성장에 관여하는 성장호르몬 및 갑상선호르몬의 결핍증, 당뇨병, 쿠싱증후군(Cushing's syndrome 부신피질에서 당질코르티코이드가 과다하게 분비되는 병. 부신피질에 악성 또는 양성의 종양이 생기거나 부신피질 그 자체가 과다하게 증식하는 경우에 발생) 등 호르몬 내분비 관련 질환도 마찬가지다.

이밖에 터너증후군(Turner's syndrome 선천적인 성 염색체 이상으로 여성에게만 나타나며 사춘기 이후 2차 성징이 미약하게 나타나고 키가 크지 않음) · 다운증후군(Down's syndrone 21번 염색체가 정상보다 한 개 더 많아 선천성 정신박약 · 지능장애 · 특이외모를 보이는 질환) 등 유전자이상 질환, 태아기의 모체 감염 및 영양결핍, 구루병 및 연골무형성증(난쟁이) 과 같은 골격질환 등이 저신장증의 원인이 된다.

◎ 성장호르몬결핍증의 진단

성장호르몬 혈중 농도는 하루의 생체리듬에 따라 0~30ng/㎖ 범위로 진폭이 크게 변동하므로 이를 대신하여 비교적 일정한 수치를 유지하는 지표인 혈중 인슐린양 성장인자(insulin like growth factor-1:IGF-1) 또는 IGFBP-3농도로 갈음한다. 혈중 IGF-I 농도는 연령, 영양상태, 사춘기 여부에 따라 측정치가 달라지므로 역시 한계가 있다. IGFBP-3 농도가 보다 나은 표지자라고 하는 주장들이 있으나 확실한 논거는 없다. IGF-I 농도가 낮다고 하여 성장호르몬결핍증이라고 확진할 수 없으나 반대로 기준치보다 높으면 성장호르몬이 부족하지 않음을 의미한다. 뇨중 GH 농도는 정상아와 성장호르몬결핍 간에 분별력이 많이 떨어지므로 진단기준으로 삼기에는 문제가 있다.

IGF-I 연령대별 정상 범위(단위 ng/㎖)

나이	남	여
0~2세	41~225	51~196
3~5세	36~189	45~287
6~8세	97~289	68~349
9~11세	186~647	115~472
12~15세	313~747	275~787
15~17세	292~768	162~822

성장호르몬결핍증을 확진하기 위해서는 성장호르몬(GH)자극검사를 한다. 인슐린이나 레보도파(levo-dopa), 아르기닌(arginine), 클로니딘(clonidine) 등을 정맥주사하거나 경구 복용하여 GH분비를 유도, 혈중 GH농도를 측정함으로써 성장호르몬 분비능력을 알아본다.

인슐린은 정맥주사 90~120분 후, 아르기닌은 정맥주사 시작 직후, 레보도파는 복용 30~120분 후, 클로니딘은 복용 60~120분 후에 각각 최고 혈중농도를 나타낸다. 자극검사 후 성장호르몬 최고 혈중농도가 10ng/㎖ 이하이면 반응이 둔한 것으로 성장호르몬결핍증을 의심할 수 있다.

시상하부에서 분비되는 성장호르몬유리호르몬(GHRH)은 뇌하수체 전엽에서 성장호르몬 분비를 조절(촉진)한다. GHRH를 주입했을 때 GH분비량이 증가하지 않거나 둔한 반응을 보인다면 성장호르몬결핍증이라고 인정할 수 있다. 갑상선호르몬 수치 및 혈중 인슐린 농도가 낮은 것도 성장호르몬결핍증을 진단할 수 있는 단서가 된다.

성장호르몬은 시상하부에서 GHRH에 의해 분비가 촉진되며 소마토스타틴(somatostatin)에 의해 억제된다. 소마토스타틴은 인슐린 분비도 억제한다. 인슐린은 성장호르몬과 함께 에너지대사 및 성장을 촉진하는 효과를 발휘한다. 뇌하수체에서 분비된 성장호르몬은 간에서 인슐린양 성장인자(IGF)의 합성과 분비를 지령하며 이 물질은 뼈 말단에서 골의 합성과 키 성장을 촉진한다. 다만 골말단(성장판)이 닫혀있지 않아야 한다.

◎성장호르몬 치료

치료대상

성장호르몬은 체내에서 뼈 및 연골의 성장을 촉진할 뿐만 아니라 지방분해와 단백합성을 촉진한다. 성장호르몬결핍증, 만성신부전 환자, 터너증후군, 연골저형성증 등에 의한 저신장증 등을 치료하는데 쓴다. 갱년기 이후엔 무기력증과 비만 개선을 위해 쓴다.

정확한 진단이 급선무이며 갑상선기능이 비정상이면 이를 먼저 치료해야 한다. 뇌하수체 종양 같은 기질적 원인이 없어야 하며 임상의사의 경험에 의해 성장촉진효과가 기대돼야 하고 부모와 환자 어린이의 치료 욕구가 강해야 한다.

성장호르몬 투여시기와 기간

키는 3세 이전의 영·유아기, 초등학교 저학년생, 사춘기에 집중적으로 큰다. 사춘기 직전에는 1년에 6~8cm씩 크다가 사춘기 동안(만 13~15세)에는 7~12cm가량 크며 사춘기를 넘긴 만 16세 이후에는 자라는 폭이 매우 미미하다.

성장판이 닫히기 전인 사춘기 이전에 치료해야 한다. 대략 남자는 만 15세, 여자는 14세 이전에 투여하되 진단이 확실하면 치료 시기는 이르면 이를수록 좋다. 적어도 6개월 이상은 투여해야 효과를 기대할 수 있고 대개 2~3년 정도 장기 투여한다. 사춘기가 끝나기 전까지 계속 투여하는 것이 좋으며 특히 가족성 저신장증이라면 장기간 투여할수록 좋은 효과를 기대할 수 있다.

투여방법

체중 1kg당 1주에 성장호르몬 0.5~0.7 IU를 투여한다. 1 IU(international unit 국제단위)까지는 투여용량에 비례하여 치료효과도 상승하는 것으로 알려져 있다. 따라서 예컨대 체중 20kg인 6세 남아가 성장호르몬결핍증으로 진단됐다면 매주 10~14 IU를 맞아야 하며 1주일 가운데 5~6일 가량을 2 IU씩 맞으면 된다. 똑같은 1주 투여량이라면 6~7회 균등하게 나눠 주사하는 것이 2~4회로 나눠 주사하는 것보다 치료효과가 25% 가량 나은 것으로 연구돼 있다.

과거에는 피하주사가 근육주사보다 성장호르몬에 대한 항체형성률이 낮고 성장촉진효과가 더 좋다는 보고가 있었으나 최근에는 성장촉진효과가 비슷한 것으로 알려져 있다. 피하주사는 대체적으로 근육주사보다 안전하고 통증이 적으며 심리적으로 부모나 환아에게 좋은 영향을 준다고 한다.

근육 주사방법은 좌우 엉덩이를 각각 세로 방향으로 2등분해 총 4등분된 것을 다시 가로 방향으로 7개의 구역으로 나눠 총28개의 구역을 한달에 한번 정도 놓을 수 있도록 지정한 다음 주사를 놓는다.

부작용은 주사부위의 소양감, 발적, 동통, 지방위축 등이며 전신반응으로는 두개내 고혈압, 당불내성(인슐린이 제대로 분비돼도 수용체에서 인슐린의 역할이 방해받는 저항성이 생김), 여성형 유방, 췌장염, 성장호르몬(GH)항체 생성, 전신 알레르기질환, 대퇴골두골단분리증, 암(백혈병 뇌종양) 등의 발생위험을 높일 수 있다. 대개는 문제가 심각하지 않으나 주의가 요망된다.

주요 제품으로는 LG생명과학 '유트로핀주', 동아제약 '그로트로핀주', 한국화이자 '지노트로핀주', 한국릴리 '휴마트로프주' 등이 있다.

◎ 성장호르몬 치료 효과의 판단기준

치료효과가 좋지 않다면 잘못된 진단, 고용량 주사로 인한 항체형성, 갑상선기능저하증 발병, 투여 용량의 부적절성, 주사부위에 두터운 반흔조직 형성 및 이에 따른 흡수율 저하, 코르티솔 등 부신피질호르몬의 대량 투여, 정서 불안, 어린이의 낮은 치료순응도 등이 원인이 될 수 있으므로 이를 검토해봐야 한다. 특별한 문제점이 발견되지 않는다면 치료 용량을 2배로 늘려 재차 치료를 시도해봐야 한다.

성장호르몬은 인체에서 들어가 일부 유도체로 변하면서 항체가 되는데 그 역가가 낮아서 대개 치료에 지장을 줄 정도는 아니다.

성장호르몬의 치료효과는 나이가 어린 경우, 치료 전 성장속도가 느렸던 경우, 치료 전 뼈 나이가 어린 경우, 살이 찐 경우, 원인이 특발성인 경우, 단독적인 성장호르몬결핍보다는 범뇌하수체 기능이 떨어진 경우에 더욱 상승한다.

대개 치료효과는 대상 환아의 50%에서 나타난다. 즉 절반 정도가 정상 성인의 신장 범위에 들어갈 수 있다는 것이다. 각종 임상시험에 따르면 성장호르몬은 1년 이상 투여하면 연간 3cm 정도 자라는 아이는 평균 10cm(주로 8~12cm, 최고 15.5cm)자라고, 2년 정도 투여하면 총 18cm 정도 자랄 수 있는 것으로 나타나고 있다.

하지만 실제 치료를 받아온 어린이와 부모들은 치료효과가 미흡하다는 반응을 보이는 경우가 적잖으므로 성장호르몬결핍증 진단이 확실하지 않거나 터너증후군 환자는 일반적인 저신장증 어린이보다 많은 용량을 투여해야 한다. 성장호르몬을 주당 28~30 IU를 투입하고 단백합성을 촉진하는 남성호르몬인 옥산드롤론(oxandrolone 뉴젠팜 킥커정)을 병용 경구 복용하면 더 나은 성장촉진효과를 기대할 수 있다. 치료는 5~6세에 시작하는 것이 좋고 신장이 하위 5% 이하라면 어느 연령에서나 시작하는 것이 추천된다.

◎ 저신장증 어린이를 위한 식사요법

저신장증 환자의 80% 이상은 잘 먹고 운동만 해준다면 키가 클 수 있다는 게 성장호르몬 치료를 반대하는 사람들의 주장이다.

따라서 아이들의 편식과 결식 습관을 몰아내고 인(청량음료의 청량제), 설탕, 방부제, 식용색소, 대체감미료가 많이 든 인스턴트식품의 섭취량을 줄이는 게 저신장증 치료의 시작이 될 수 있을 것이다.

아이들을 방과 후 학원이 아닌 운동장으로 내보내야 한다. 운동부족, 장시간의 학습이나 PC사용, 체형에 부적합한 책걸상, 잘못된 자세, 척추가 휘는 측만증과 엉덩이관절의 변형 등이 저신장증의 직·간접적인 원인이 되기 때문이다.

식사요법을 중시하는 사람들은 올바른 식사 및 운동요법으로 저신장증 어린이의 70% 이상이 키가 클 수 있다고 주장한다. 키가 크기 위해서는 단백질, 칼슘, 인, 아연, 철분, 비타민A·D 등을 충분히 공급해야 한다.

식사요법 기본원칙

고기와 우유, 밥과 빵, 과일 및 야채 등이 골고루 섞인 음식을 먹어야 한다. 편식은 금물이다. 예컨대 옥수수 빵을 많이 먹는 멕시코 어린이의 성장속도가 매우 느린 것은 상대적으로 고기와 신선한 과일 및 야채의 섭취가 부족하기 때문이다.

어려서 고기와 우유를 많이 먹을 필요가 있다. 고기에는 단백질, 아연, 철분, 칼슘 등의 함량이 높다. 우유는 칼슘, 아연, 단백질, 지방질이 풍부하게 조화를 이루고 있다. 우유는 철분 수치가 매우 낮지만 흡수가 잘 된다. 우유는 칼슘이 많이 함유돼 있으며 우유 속의 젖당이 칼슘의 흡수율을 높여준다. 성장기 아이들이 매일 2컵의 우유를 마시도록 한다. 요구르트나 치즈 같은 유제품도 많이 먹인다.

모유는 우유에 비해 아연 함량이 낮지만 흡수가 매우 잘 된다. 아기가 생우유만 먹으면 철분이 결핍되기 쉬우므로 모유 또는 철분이 강화된 분유나 이유식이 필요하다. 철분은 비타민C를 섭취하면 흡수율이 올라가고, 반대로 커피를 마시거나 곡류를 먹으면 떨어진다. 콩이나 잎 색깔이 진한 채소류는 철분이 많지만 우유에 비하면 흡수가 잘 되지 않는다.

키 크는 음식으로 알려진 콩나물은 칼슘과 인이 함유돼 있으나 양이 적어 성장에 별로 도움이 되지 않는다. 정작 도움이 되는 음식은 양배추, 밤, 멸치 등이다.

어릴 때 영양공급이 매우 중요하다. 5세가 넘어서 영양분을 공급하는 것보다 1세 이전에 영양분을 공급하는 것이 키를 키우는데 훨씬 중요하다. 또 어려서 결식, 편식, 영양결핍 등으로 키가 크지 못했다 하더라도 18세 이전이고 아직 성장판이 닫히지 않았다면 충분한 영양섭취로 그동안 크지 못했던 것을 조금이나마 만회할 수 있다.

운동원칙

많은 연구에서 성장호르몬의 분비를 촉진하려면 운동의 강도가 최대 운동능력의 50% 이상으로 다소 힘이 들어야 하고 운동시간은 10분 이상 유지돼야 하는 것으로 나타나고 있다.

◎ 성장촉진 건강기능식품과 수술치료의 문제점

성장촉진식품의 문제점

식품 및 제약업체, 한의원 등이 가족성 저신장증이나 유아기 저신장증의 원인을 불균형적인 영양 상태로 보고 성장촉진 건강기능식품을 권장하고 있다.

성장판이 닫힌 것으로 판단되는 사람은 성장호르몬 치료도 소용이 없다. 그러나 이런 제품을 판매하는 업체는 최후의 수단으로 권할 만하다며 성장판이 이미 닫혀 있는 사람, 심지어 키가 자랄 수 없는 성인도 효험이 있다고 주장하고 있다.

성장촉진식품을 시판하는 모 한의원의 예를 들면 키 크는 약을 복용하면 1년에 8~12cm씩 키가 자라며 여기에 '키크기 체조'까지 병행할 경우 추가로 3~5cm 정도 더 자랄 수 있다고 광고하고 있다.

또 다른 한의원은 이미 성장이 멈춘 20대 성인 392명을 대상으로 한방제제와 운동 영양요법을 6개월 동안 적용한 결과 평균 2cm 정도 키를 늘이는데 성공했다고 발표하기도 했다.

성장촉진식품은 3개월치가 보통 30만~40만원으로 생산자들은 효과를 보기 위해선 1년은 복용해야 한다고 환자를 권유하고 있다. 문제는 이들 성장촉진식품의 효능에 대한 객관적 입증이 부족하다는 것이다.

첫째, 성장촉진 환약이나 정제는 건강기능식품으로 분류돼 있어 의약품처럼 임상시험을 거치지 않아도 지방자치단체에 신고만 하면 만들 수 있다.

둘째, 약리작용에 대한 의학적인 원인규명이 미흡해 설령 키가 자랐다하더라도 과연 성장촉진제 때문인지 원래 키가 자랄 시기가 되어 자란 것인지 구분하기 모호하다.

셋째, 한의학계 내부에서도 키를 크게 하는 방법으로 공인된 것은 없다는 지적이다. 이른바 '성장탕'은 육미지황탕, 사물탕, 사군자탕 등의 처방을 재조합 또는 가감한 것이다. 이런 한약제는 혈액순환과 신진대사를 개선하고 자양강장을 도우며 골질의 생성을 촉진하는 성분이 들어가 있다. 당귀, 두충, 녹용, 녹각, 홍화씨, 우슬, 속단, 파고지, 구척, 숙지황 등이 있다. 여기에 우유단백질, 비타민, 칼슘 등 무기질이 보완적으로 첨가된다.

성장촉진식품은 마치 비방으로 둔갑돼 팔리고 있지만 효과가 절대적인 것은 아니므로 소비자의 신중한 판단이 요구된다.

수술치료의 문제점

러시아에서 개발된 '일리자로프 수술'은 다리를 일부러 부러뜨려 나사못으로 고정시키고 단절된 뼈 사이의 공간에 새로운 뼈가 메워지면서 다리가 길어지는 효과를 기대하는 치료법이다. 의사들은 1개월에 뼈가 1~2cm씩 자랄 수 있다고 한다. 하지만 키가 크려면 뼈뿐만 아니라 신경, 근육, 혈관 등 주변조직도 같이 자라야 하기 때문에 생리적으로 무리가 따를 수밖에 없다. 이렇게 뼈를 늘리면 일상생활은 어느 정도 가능하다해도 등산 등 힘든 운동은 할 수 없다. 다리기형이나 교통사고 · 질병 등으로 다리 길이가 달라졌을 경우, 병적인 왜소증을 보이는 경우에 한해 활용하는 게 바람직하다.

통 풍

통풍(痛風)은 이름 그대로 바람만 스쳐도 매우 격렬한 통증을 일으키는 관절염의 일종이다. 엄지발가락에 갑자기 불붙듯 타는 통증이 생겨 걸을 수가 없다. 평소 생선, 육류 등 고단백질식품을 좋아하고 술을 많이 마시는 중년남성에게 자주 찾아오는 병이다.

통풍은 원래 선진국형 질병으로 한국도 생활수준이 높아지고 식단이 서구화되면서 발병률이 높아지고 있다. 최근에는 30대에서도 종종 나타나고 있다. 통풍은 성인 1000명 중 남자는 13.6명, 여자는 6.4명에게서 나타날 정도로 흔하다.

◎ 원인

통풍의 통증은 혈액 중 높은 농도를 유지하는 요산이 관절 주위로 몰려 날카로운 결정체를 형성함으로써 나타난다. 환자의 85%는 관절활액 안에 이런 결정체가 들어있다. 통증은 주로 엄지발가락 주변에서 먼저 시작하여 다른 관절로 퍼지므로 진단이 비교적 쉽다. 느닷없이 심한 관절통증과 부종이 나타나고 관절부위 피부가 붉어지면서 열이 나게 된다. 통증이 더욱 심해지면 관절을 움직일 수 없다. 발가락 관절에 통증이 올 경우 통풍이 아닌 다른 것인지 의심해봐야 한다.

통풍은 요산의 과잉생성, 요산의 배설저하, 또는 두 가지 원인의 겹침으로 비롯된다. 핵산 함유식품의 과잉 섭취, 음주(특히 맥주와 포도주)와 이뇨제[특히 고혈압환자에게 치아자이드(thiazide)계열의 약물을 삼가며 고령일 경우에는 베타차단제도 피함] 복용, 비만, 당뇨병, 고지혈증, 심한 운동 등이 요산생성을 증가시킨다. 비만은 관절염을 악화시키므로 체중을 감량해야 한다. 과격한 근육운동과 발가락을 많이 사용하는 유도 및 골프 같은 운동은 피해야 한다. 이밖에 항암치료, 골수증식성 백혈병, 임파종, 헤모글로빈이상혈증, 용혈성 빈혈, 건선 등을 요산생성 증가 원인으로 꼽을 수 있다.

요산의 배설이 저하되는 원인으로는 만성 신부전, 납 농축성 신경병증, 특정 약물[혈전형성억제를 위한 저용량 아스피린(aspirin), 스피로노락톤(spironolactone)을 제외한 이뇨제, 결핵약인 에탐부톨(ethambutol), 면역억제제인 사이클로스포린(cyclosporine) 등], 알코올중독과 자간전증(임신중독증)에 의한 유산산성혈증(lactic acidosis), 당뇨병 및 굶주림에 의한 케톤산성혈증, 고(高)부갑상선혈증, 고혈압 등이 있다.

통풍 환자는 핵산 함유 고단백 식품을 삼가거나 줄여야 한다. 무엇보다 요산의 재료가 되는 퓨린(purine 동물성 단백질에 많은 핵산 구성 염기의 일종)의 하루섭취량을 100~150mg으로 제한한다. 식사요법만으로 통풍을 치료하거나 염증을 줄일 수 없다. 식사요법으로 줄일 수 있는 요산의 양은 전체 요산의 15%에도 못 미친다. 그러나 식사요법은 통풍의 원인이 되는 요산을 줄여주는데 선결 조건이며 완치를 위해 약물요법이 병행돼야 한다. 이와 함께 단백질은 하루섭취총량을 60~70g, 지방질은 하루 30g으로 제한하고 탄수화물은 많이 섭취하는 게 요구된다.

비만인 경우 표준체중이나 표준체중의 10% 이하가 되도록 열량섭취를 줄인다. 체중감량을 하면 대부분 요산치가 떨어진다. 다만 극심한 열량제한이나 급격한 체중감량은 고요산혈증을 유발하므로 좋지 않다. 하루 섭취열량은 남성은 1400~1800kcal, 여성은 1200~1600kcal을 기준삼아 한달에 1kg 정도 감량하면 좋다. 이 정도면 요산을 서서히 저하시킬 수 있다. 당뇨병을 앓는 통풍 환자라면 식사요법이 더욱 중요시된다.

하루에 물을 2ℓ 이상 섭취하고 알칼리성 음식이나 약물의 사용이 좋다. 소변이 산성을 띠면 요산결정체나 요로결석이 형성되기 쉽기 때문이다.

퓨린 함량에 따른 식품 분류

고 퓨린 함량 식품	멸치, 고기국물, 육즙, 동물의 혀와 간 · 비장 · 신장 · 심장 등 내장,
피해야 할 음식: 100g당 150~800mg 함유)	정어리 · 청어 · 고등어 같은 등푸른 생선, 빙어, 연어, 홍합, 가리비조개, 거위,베이컨, 메주, 효모 등
중간 퓨린 함량 식품 (회복 후 먹어도 됨: 100g당 50~150mg 함유)	고퓨린 함량 식품에 포함되지 않은 육류 · 생선류 · 가금류 조개류, 시금치, 버섯, 아스파라거스, 콩류
소량 퓨린 함량 식품 (조심해야 할 음식: 100g당 50mg 이하)	치즈, 우유 및 우유 음료, 달걀, 곡류(쌀, 보리, 밀가루, 마카로니, 식빵, 국수 등) 및 곡류음료, 탄산음료, 차, 커피, 버터, 마아가린, 설탕, 식초, 과일류, 과즙, 주스

◎ 치료

통풍은 혈액 1㎗당 요산치로 알아볼 수 있는데 남자는 8mg 이상, 여자는 7mg 이상이면 통풍으로 진단할 수 있다. 또 13mg/㎗가 넘으면 환자의 절반 가량에서 신장결석이 생긴다. 일반적으로 통풍 환자는 5mg/㎗ 이하로 유지하는 게 바람직하다. 하지만 요산치가 높다고 해서 무조건 통풍은 아니다.

요산치가 높아도 통풍을 앓는 사람은 5%에 불과하며 증상이 나타나지 않을 경우 치료를 받지 않아도 무방하다. 따라서 관절강 속의 관절활액을 채취해 요산결정체가 발견됐을 때에만 통풍으로 확진하고 약물치료에 들어가는 게 바람직하다. 일부 병원에서 요산치가 높으면 통풍치료제의 장기복용을 권하지만 약의 부작용으로 오히려 몸이 손상될 수도 있다.

통풍은 치료를 하지 않아도 1~2주 가량 지나면 저절로 가라앉는 경우가 많다. 하지만 급성통증은 견디기 힘들므로 약으로 증상을 완화시키는 게 일반적이다.

통풍약은 크게 급성통증 및 염증을 가라앉히는 발작치료제와 재발을 막기 위한 예방약으로 구분한다.

* 발작치료제로는 급성통증 및 염증을 가라앉히는 콜히친(cholchicine 한국유나이티드제약 콜킨정)과 비(非)스테로이드성 소염제(NSAIDs)가 있다.

콜히친은 아주 고전적인 약으로 급성통증이 생긴 후 48시간 이내에 사용하면 부종과 통증을 쉽게 가라앉힐 수 있다. 통증이 시작하면 12~36시간 이내에 콜히친 2정(1정이 0.5mg)을 일단 복용하고 증상이 있을 때 1~2시간마다 1~2정씩 복용하여 모두 10정을 넘지 않도록 한다. 보통 하루 6~8회를 복용하게 된다.

5알 이상 먹으면 대부분 구토, 복통, 설사가 나므로 이때엔 비스테로이드성 소염제로 바꿔 복용하거나 관절강 안으로 스테로이드를 주사한다. 특히 콜히친 복용 중 설사를 시작한다면 재생불량성 빈혈, 말초신경염, 탈모 등을 예상할 수 있으므로 콜히친 투여를 즉시 중단해야 한다.

콜히친은 하루 1~2알 먹으면 재발을 방지하는 효과가 있다. 통증이 소실되면 예방목적으로 하루 한번, 아침 식후에 1정을 복용한다. 콜히친은 통풍 외에도 간경변 및 건선 치료제로 사용한다. 장기복용하면 간 기능에 악영향을 끼치므로 정기적으로 점검해볼 필요가 있다.

콜히친 다음으로는 체내에 들어가면 약물혈중농도가 급속히 빨리 높아져서 약효가 신속하게 나타나는 프로피온산(propionic acid) 계열 소염진통제가 주로 쓰인다.

나프록센(naproxen 종근당 낙센에프정), 옥사프로진(oxaprozin 일화 옥진정), 이부프로펜(ibuprofen 삼일제약 부루펜정), 케토프로펜(ketoprofen 글락소스미스클라인 아실렌캅셀), 페노프로펜(fenoprofen 대웅제약 페노프론정), 플루비프로펜(flubiprofen 삼일제약 후로벤정), 알미노프로펜(alminoprofen 한화제약 미날펜정) 등이 있다. 프로피온산 계열이 아닌 것으로는 인도메타신(indomethacin 유한양행 인테반스팬슐캅셀, 부작용 많아 생산중단) 등이 있으나 별로 쓰이지는 않는다. 나프록센이 가장 효과적이며 다른 제제는 효과가 떨어진다. 급성 통증이 시작되면 처음에는 3정(750mg)을 투여하고 증상이 지속되면 소멸될 때까지 8시간마다 1정(250mg)씩 투여한다.

* 통풍예방약은 요산배출 촉진제와 요산생성 억제제로 다시 나눌 수 있다. 요산의 재흡수를 억제하여 배출을 촉진하는 약으로는 벤즈브로마론(benzbromarone 명인제약 날카리신정, 한림제약 유리논정), 프로베네시드(probenecid 한미약품 프로베네시드정 · 약물 부작용으로 생산중단), 설

핀피라존(sulfinpyrazone 쎌라트팜 설핀피라존캅셀) 등이 있다. 부작용이 덜한 벤즈브로마론이 주로 쓰인다. 이들 약은 신장기능에 장애가 있거나 신장결석 발병 위험이 있으면 금기다.

프로베네시드는 물을 많이 먹어야 요산결석을 방지할 수 있다. 위장장해를 최소화하기 위해서는 식사 직후 복용한다. 프로베네시드 복용으로 두통이 심하면 아세트아미노펜(acetaminophen 한국얀센 타이레놀정)을 복용하고 오심, 구토, 설사가 나타나면 식사와 같이 복용한다. 이밖에 부작용으로 배뇨통, 요로결석, 신결석, 신장증후군 등이 나타날 수 있다.

요산의 생성을 억제하는 약으로는 알로푸리놀(allopurinol 삼일제약 자이로릭정), 프로베네시드 등을 사용한다. 알로푸리놀은 부작용이 요산배출촉진제보다 각종 부작용이 다소 심하므로 주로 급성기를 지나서 만성기에 처방되는 약이다.

알로푸리놀은 하이포산친의 입체이성질체로서 퓨린(purine) → 하이포산친(hypoxanthine) → 산친(xanthine) → 요산(uric acid)으로 변화하는 최종 대사과정에서 산친산화효소(xanthine oxidase)를 억제함으로써 요산의 생성을 억누른다.

알로푸리놀은 요산에 의해 신장결석이 생기거나 신장기능이 약화되어 있는 환자에게 가장 좋은 약제다. 복용환자의 25~30% 가량이 간기능장애를 보이므로 3개월에 한 번 간기능검사를 받아봐야 한다. 알로푸리놀은 다량의 물과 함께 식후에 복용하고 임신중, 수유중이거나 과민성이 있을 때에는 사용하지 않고 피부발진, 배뇨통, 혈뇨, 탈모, 눈의 자극감 등이 있으면 즉시 전문가와 상의해야 한다.

흔히 사용하는 항생제인 암피실린(ampicillin 종근당 앰씰린캅셀)및 아목시실린(amoxicillin 대웅제약 곰실린캅셀, 영진약품 아모넥스캅셀)과 같이 복용하면 피부 발진이 증가한다. 알로푸리놀은 약을 복용하는 동안

집중력이 감소하는 수가 있으므로 운전이나 기계조작을 하는 노동자는
주의를 요한다.

환자의 눈으로 쓴 약 이야기

초판 인쇄 2006년 5월 4일 | 초판 2쇄 2009년 3월 17일 | 지은이 정종호 | 펴낸이 임용호 | 펴낸곳 도서출판 종문화사 | 편집 김길수 | 영업 이동호 | 인쇄 금명문화 | 출판 등록 1997년 4월 1일 제22-392 | 주소 서울시 마포구 서교동 474-27 2층 | 전화 (02) 735-6893 팩스 (02) 735-6892 | E-mail jongmhs@hanmail.net | 값 12,000원 | ⓒ 2006, Jong Munhwasa printed in Korea | ISBN 89-87444-63-5 03510 | 잘못된 책은 바꾸어 드립니다.